Die

Errichtung von Apotheken

in Preußen.

Für Medizinal- und Verwaltungsbeamte und Apotheker

bearbeitet

von

Dr. A. Springfeld,

Regierungs- und Medizinalrat in Arnsberg.

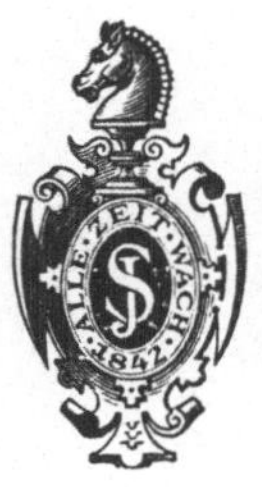

Springer-Verlag Berlin Heidelberg GmbH
1902.

ISBN 978-3-662-40931-2   ISBN 978-3-662-41415-6 (eBook)
DOI 10.1007/978-3-662-41415-6

Vorwort.

Nach § 53 der Dienstanweisung für die Kreisärzte liegt es diesen ob, „darauf zu achten, daß die im Interesse einer geregelten Arzneiversorgung liegende Vermehrung der Apotheken mit der Zunahme der Bevölkerung tunlichst gleichen Schritt hält. Sie haben daher rechtzeitig unter gewissenhafter Erwägung der Bedürfnisfrage und unter Berücksichtigung der Erhaltung der Lebensfähigkeit der bestehenden Apotheken die Errichtung neuer Apotheken bei dem Regierungs=Präsidenten anzuregen."

Diese Aufgabe ist den Lokalmedizinalbeamten zwar schon in der Kgl. V. vom 24. Oktober 1811 G.=S. S. 359 gestellt und insofern nicht neu, allein sie war vielfach in Vergessenheit geraten und gewinnt durch die mit der Dienstanweisung geschaffene festere Position des Medizinalbeamten, insbesondere auch durch die Wieder=herstellung eines Aufsichtsrechtes über Apotheken in den §§ 47—52 der Dienstanweisung wesentlich an Bedeutung. Die Tragweite der kunstgerechten Lösung der Aufgabe erhellt aber daraus, daß die Vermehrung der Apotheken seit mehr als 50 Jahren als das einzige Mittel bezeichnet worden ist, die durch Verschuldung der bestehenden Apotheken geschaffenen Schwierigkeiten der Arznei=versorgung zu mildern, der weiteren Überschuldung Einhalt zu tun und dem vermögensarmen Nachwuchs Platz zu schaffen.

Für Medizinalbeamte, welche bisher nicht Gelegenheit gehabt haben, sich eingehender mit pharmazeutischen Angelegenheiten zu beschäftigen, gehört die Aufgabe anderseits zu den schwierigsten,

welche die Dienstanweisung überhaupt stellt und wird vielfach un=
lösbar deshalb, weil ein Kommentar zur Kgl. V. vom 24. Ok=
tober 1811 nicht existiert noch sonst eine Veröffentlichung, welche
die Technik der Regierungsmedizinalräte bei Errichtung von Apo=
theken dem Unkundigen offenbarte.

Die vorliegende Arbeit soll diesem Mangel abzuhelfen versuchen.

Sie ist m. W. die erste auf diesem Gebiete und wird schon
deshalb bald als verbesserungsbedürftig erkannt werden; aber sie
ist aus unmittelbarer Anschauung der Verhältnisse auf den Revisions=
reisen entstanden, welche der Verfasser in Berlin, im westfälischen
Industriegebiete und im Sauerlande auszuführen hatte, und wird
vielleicht die Anregung geben zu weiteren Arbeiten.

Arnsberg, im Mai 1902.

A. Springfeld.

Inhaltsverzeichnis.

I.

Die Errichtung von Vollapotheken.

1. Die rechtlichen Voraussetzungen.

Bis zum Erlasse der Gewerbegesetze der Jahre 1810/11 wurden Apotheken auf Grund von Privilegien betrieben. Dies waren Gewerbegerechtigkeiten, welche die Landesherren, später die Kommunen einzelnen Personen nur für ihre Lebensdauer verliehen: die eigentlichen Privilegien, oder an einzelne Familien und deren Nachkommen, sogenannte Realgewerbegerechtigkeiten, die vererbt, verkauft, verpfändet, verpachtet oder durch einen Verwalter ausgeübt werden konnten. Im engeren Sinne wurden die sogenannten radizierten Gewerbegerechtigkeiten, diejenigen, deren Gebrauch an den Besitz eines bestimmten Grundstückes geknüpft war, Real=privilegien, Realgerechtigkeiten genannt, und je nach dem Umfange der Betriebserlaubnis unterschied man Exklusivprivilegien, deren Besitzern der Alleinvertrieb von Medikamenten und ein Verbietungs=recht gegenüber der Konkurrenz zustand, von den einfachen Privilegien. Die ersten vom Landesherrn verliehenen Privilegien wurden ver=schenkt. Später aber, nachdem das Recht, solche Privilegien zu erteilen, den Händen vieler Landesfürsten entglitten und auf die Städte übergegangen war, entwickelten sich die Bedingungen, unter denen die Privilegien verausgabt wurden, nach so verschiedenen Richtungen hin, daß man kein Gewerbesystem, abgesehen von dem der Gewerbefreiheit, ausfindig machen kann, welches nicht bereits in Deutschland existiert hätte. Die einen verliehen die Privilegien gegen einmalige Rekognition, die anderen hielten an einer jährlichen oder zu bestimmten Anlässen (Regierungswechsel) zu entrichtenden Abgabe fest, die dritten gaben Stadtapotheken in Erbpacht oder Verwaltung, andere wieder gaben Bewerbern formlos die Erlaubnis und bekümmerten sich nicht weiter darum, was aus der Gerechtigkeit nach Abgang des ersten Besitzers wurde. Das Gemeinsame aller Privilegien war schließlich lediglich ihre Veräußerlichkeit.

Die revidierte Apotheker=Ordnung v. 11. Oktober 1801, „nach welcher die Apotheker in unseren Landen ihr Kunstgewerbe betreiben sollen", knüpfte die Ausübung der Apothekerkunst an einem Orte an den gleichzeitigen Besitz eines Privilegiums und der pharmazeutischen Approbation und schrieb nicht qualifizierten Personen die Veräußerung der ihnen zufallenden Apotheken binnen Jahresfrist vor (§ 1, § 2, § 3—4). Nur den Witwen und minorennen Kindern wurde der Besitz bis zur Wiederverheiratung bezw. Großjährigkeit gestattet unter der Bedingung, daß sie die Apotheke durch einen Provisor verwalten ließen. Die Errichtung neuer Apotheken gestaltete sich so, daß qualifizierte Personen Privilegien nachsuchten. Diese wurden für Ortschaften ohne Apotheken ohne weiteres erteilt, für Ortschaften mit Apotheken erst nachdem Verwaltungs= und Medizinalbehörden untersucht hatten, ob die mit der neuen Apotheke entstehende Konkurrenz nicht zu groß sei, d. h. „der getreuen Ausübung der Kunst in den alten Apotheken hinderlich". Gegen die Entscheidung dieser Behörden gab es kein Rechtsmittel (§ 6).

Die französische Revolution beseitigte die Privilegien und brachte das Prinzip der Gewerbefreiheit zur Durchführung. Das=selbe breitete sich mit der Ausdehnung der französischen Herrschaft über alle zum französischen Kaisertum gehörigen deutschen Gebiets=teile aus. In diesen Gebieten wurden die Privilegien vernichtet und bestehen seitdem auch nicht mehr, sofern sie nicht, wie z. B. im Siegener Lande, bei Rückfall an eine nicht preußische Herrschaft restauriert worden sind.

Auch Preußen ging im Jahre 1810/11 zur Gewerbefreiheit über. Das Gewerbesteuer=Edikt vom 28. Oktober 1810 sanktionierte den Grundsatz, daß dingliche Gewerbegerechtigkeiten nicht mehr erteilt werden sollten, hob das Verbietungsrecht auf, entkleidete die vor=handenen Privilegien des exklusiven Charakters und zählte das Apothekengewerbe zu denjenigen Gewerben, für welche Gewerbescheine nur dann erteilt werden sollten, wenn die Nachsuchenden zuvor den Besitz der erforderlichen Eigenschaften nachgewiesen hätten. Das Edikt über die polizeilichen Verhältnisse der Gewerbe vom 7. September 1811 gestattete die Erteilung eines Erlaubnis=scheines an Apotheker nur auf ein Zeugnis der Provinzialregierung über die Befähigung und stellte für die Anlage neuer Apotheken ein Spezialgesetz in Aussicht (§ 89 Gesetz über die polizeilichen Verhältnisse der Gewerbe G.=S. S. 265, § 89:

"Wie weit die Anlage neuer Apotheken zu gestatten sei, wird durch ein besonderes Gesetz bestimmt werden").

Dieses erging als Kgl. V. 27, November 1811 (cf. Anhang).

Diese Kgl. Verordnung ist somit ein Appendix des Gesetzes über die polizeilichen Verhältnisse der Gewerbe und wäre wie dieses im gewerbefreiheitlichen Sinne zu interpretieren, anderseits ist sie aber auch eine Ausführung des § 6 revid. Ap.=O., dessen Gesetzgeber noch den Standpunkt der Zünfte einnahm, "daß der getreuen Ausübung der Kunst die allzugroße Konkurrenz schädlich sei", und als solche wäre sie in zünftlerischem Sinne zu interpretieren. Bei der Neuheit gewerbefreiheitlicher Ideen und dem Schleier der Mystik, der damals noch das Apothekengewerbe verhüllte, kann es nicht Wunder nehmen, daß der letztere Standpunkt stärker betont wurde, ja daß den ansässigen Apothekern sogar ein gewisses Verbietungsrecht zugestanden wurde. Die Gründung neuer Apotheken wurde abhängig gemacht 1. materiell von dem Nachweise, des Bedürfnisses und zwar von dem Nachweise einer bedeutenden Vermehrung der Volksmenge oder bedeutenden Erhöhung ihres Wohlstandes, 2. formell von dem gemeinsamen Antrage der Lokalinstanzen, des Kreisphysikus und der Polizei, 3. in Ortschaften, in welchen bereits Apotheken vorhanden waren, von der Beseitigung des Einspruchsrechtes der ansässigen Besitzer. Ein Rechtsmittel gegen die Entscheidung der konzessionierenden Behörde gewährte die Verordnung indessen den Besitzern nicht.

Die auf Grund § 89 des Gesetzes vom 7. November 1811 erteilten Gewerbescheine waren natürlich unveräußerlich.

Die Medizinalbehörden waren der Ansicht, daß mit den §§ der Gewerbegesetze nicht nur die Zwangs= und Bannrechte aufgehoben wären, sondern alle Realgerechtigkeiten überhaupt, mußten aber im Jahre 1817 den Fortbestand der Privilegien anerkennen. Der Versuch, gemäß § 2 revid. Ap.=O. die rein persönlichen Privilegien von den veräußerlichen zu trennen, mißlang gleichfalls und so betrachtet man seitdem alle Privilegien, welche vor dem Jahre 1811 herausgegeben sind, als veräußerliche, sofern sie nicht durch die Fremdherrschaft aufgehoben und auch nicht wieder restauriert sind.

1*

In der Praxis aber gelangte das Prinzip der Unveräußerlichkeit nicht zur Geltung. Um die Kontinuität des Betriebes zu wahren, gestattete man zunächst, daß eine Apotheke, deren Konzession erloschen war, für Rechnung der Erben durch einen vereideten Provisor bis zur Neukonzessionierung weiter betrieben wurde. Alsdann dehnte man das Erbrecht der Witwe und minorennen Kinder von Privilegienbesitzern auch auf die Witwen 2c. der Personalkonzessionare, sogar auf die Schwiegersöhne aus und im Jahre 1840 bereits wurden sämtliche Personalkonzessionen wie Realgerechtigkeiten behandelt.

Eine Kab.-O. vom 8. März 1842 versuchte die Unverkäuflichkeit der Konzessionen nicht nur für die Zukunft, sondern auch für die seit dem Jahre 1810/11 herausgegebenen Konzessionen wieder herzustellen, mußte aber durch eine Kab.-O. vom 5. Oktober 1846 zurückgezogen werden, weil die Konzessionen schon damals so verschuldet waren, daß die Erschütterung der Vermögenswerte nicht in Verhältnis zu bringen war mit dem zu erwartenden Nutzen. Die Ursachen, weshalb die Konzessionen im Preise gestiegen waren, lagen in letzter Linie in einer fehlerhaften Verwaltungspraxis. Die Regierung hatte nicht verstanden, die Apotheken dem gesteigerten Arzneikonsum entsprechend zu vermehren und die Arzneitaxe entsprechend den geringeren Produktionskosten herabzusetzen.

Die Reaktion der Apothekenbesitzer gegen die Ap.-O. vom 8. März 1842 war so heftig, daß man bei Erlaß der pr. Gw.-O. 17. Januar 1845 von einer Neuregelung des Apothekerwesens absah und sich auf die Kodifikation der Verwaltungspraxis beschränkte.

Die pr. Gew.-O. 17. Januar 1845 zählt in § 36 generell und in den §§ 42 ff. speziell diejenigen Gewerbebetriebe auf, welche einer besonderen Genehmigung bedürften, und unterscheidet Anlagen, welche einer besonderen Genehmigung bedürfen, und Gewerbetreibende, welche eine solche nachsuchen müssen, mit dem Unterschied, daß die letzteren Genehmigungen, an die Person des Gewerbetreibenden geknüpft, mit dem Wechsel desselben erlöschen, die ersteren lediglich an die Anlage als solche gebunden sind. Unter diesen nimmt aber die Apothekenkonzession wiederum eine Mittelstellung ein, weil der § 54 pr. Gew.-O.[1]) die Apotheke wie eine

---

[1]) Außer der Approbation bedürfen Apotheker einer Konzession des Oberpräsidenten, in welcher der Ort und das Grundstück bezeichnet sein müssen, in welcher das Gewerbe betrieben werden soll.

chemische Fabrik an die Scholle fesselt, sodaß nicht nur der Wechsel des Ortes, sondern auch der des Grundstücks die Berechtigung zum Gewerbebetriebe vernichtet.

Die Kab.-O. vom 5. Oktober 1846, welche wie alle früheren und späteren in dieser Frage ergangenen nicht im Gesetzblatte publiziert ist und deshalb neues Recht nicht schaffen wollte und konnte, gestattete den Verkauf der Personalkonzessionen, jetzt Realkonzessionen genannt, ohne Einschränkung auch für die Zukunft und ist im Verein mit der Zurückhaltung der Regierung in der Erteilung neuer Konzessionen trotz des gesteigerten Arzneibedürfnisses die Ursache geworden, daß nun die Konzessionen nicht nur entsprechend dem gesteigerten Kund= schaftswerte verkauft, sondern zu enormen Preisen durch Agenten verschachert werden konnten, welche das Mißverhältnis zwischen der Zahl der Konzessionsbewerber und den freien Niederlassungs= stätten ausnutzten.

Als in den Jahren 1869—77 der Versuch, auf reichs= gesetzlichem Wege die Niederlassungsfreiheit qualifi= zierter Personen einzuführen, an dem Widerstande der Be= sitzer gescheitert war, erreichte dieser Apothekenschacher Dimensionen, welche die preußische Regierung veranlaßten, die Veräußerlichkeit aller zukünftigen Konzessionen im Jahre 1886 auf die Vererblichkeit im Sinne der revid. Apotheken=Ordnung und auf die Verkäuf= lichkeit nach zehnjährigem Bestande zu beschränken und, als auch dies nicht mehr fruchtete, im Jahre 1896 die Verkäuf= lichkeit der zukünftigen Konzessionen aufzuheben.

Die Gew.-O. des norddeutschen Bundes und die R.= Gew.-O. verzichteten in § 6 ausdrücklich auf die Errichtung von Apotheken, sie regelten nur (in § 29) die wissenschaftliche Quali= fikation der Pharmazeuten.

So hatte sich die Zulassung zum Gewerbebetriebe der Apotheker in Altpreußen, d. h. in den Landesteilen Preußens entwickelt, welche bereits zur Zeit des Erlasses des A.=L.=R. zu Preußen ge= hörten.

In das darauf folgende Jahrhundert fielen die erheblichsten Veränderungen und Erweiterungen des Staatsgebietes, es wurden im Jahre 1814 durch die Wiener Kongreßakte Landes= teile neu und wieder erworben, im Jahre 1850 fielen die Fürsten= tümer Hohenzollern=Sigmaringen und Hechingen an den preußischen Staat und im Jahre 1866 wurden Hannover, Frankfurt a. M.,

Schleswig-Holstein, Kurhessen sowie bayrische und ehemals hessen-nassauische Gebietsteile einverleibt.

In all diesen Landesteilen ist die Kgl. V. wegen Anlegung neuer Apotheken nicht publiziert und daher auch nicht anwendbar.

Die Zulassung zum pharmazeutischen Gewerbebetriebe der Apotheker ist rein rechtlich betrachtet also in Preußen keineswegs einheitlich geregelt. In der Praxis hat man jedoch die älteren und fremden Gesetze stillschweigend ignoriert und die altpreußischen Gesetze für die Verwaltung der ganzen Monarchie zu Grunde gelegt, im Interesse der Einheitlichkeit der Verwaltung und — der ansässigen Besitzer; aber zum Schaden der Konzessionsanwärter.

Die Zulassung zum pharmazeutischen Gewerbebetriebe ist hiernach rechtlich in Altpreußen abhängig gemacht

1. von dem Nachweise der wissenschaftlichen Qualifikation,
2. von einer Erlaubnis der Behörde, die
   A. als veräußerliches Privilegium oder veräußerliche Real-konzession käuflich ist oder
   B. als unverkäufliche, auf Witwe und minorenne Kinder vererbbare Personalkonzession neu verliehen wird,
      a) beschränkt auf das Grundstück;
      b) abhängig von dem Nachweise des Bedürfnisses bewiesen durch eine wesentliche Vermehrung der Volks-zahl oder ihres Wohlstandes;
      c) abhängig in Ortschaften mit Apotheken von der Beseitigung der Einsprüche ansässiger Besitzer.
      d) von einem formellen Verfahren.

2. Durch die Verwaltungspraxis geschaffene Voraussetzungen.

Rein theoretisch betrachtet wird dieses Gewerbesystem für einen Beruf, der Vorkenntnisse und weitgehendes Vertrauen des Publikums verlangt, kaum beanstandet werden können. Indessen hat die Verwaltung, zu steter Rücksichtnahme auf die Schulden der vorhandenen Besitzer gezwungen, im Laufe der Zeit eine Reihe neuer Beschränkungen einführen müssen.

A. Zusammenhang zwischen Schulden, Arzneiversorgung und Neugründungen.

Der Zusammenhang zwischen der Sicherheit im Arzneiverkehr und der Vermehrung der Apotheken wird hergestellt durch die

Belastung des Geschäftes mit den Schuldzinsen des Verkaufs=
wertes.

Eine Erhöhung der Preise für die Konzessionswerte, der so=
genannte Idealwert, hätte niemals eintreten können, wenn die Apo=
theken dem Arzneikonsum entsprechend rechtzeitig hätten vermehrt und
die Arzneikosten den Unkosten entsprechend hätten herabgesetzt werden
können. Der Reinertrag einer Apotheke, die natürliche Basis des
Verkaufswertes, kann nur steigen mit dem Umsatz oder dem Fallen
der Geschäftskosten. Bleiben letztere sich gleich und wird bei Ver=
doppelung des Umsatzes sofort eine neue Apotheke gegründet, so
kann die Urkunde niemals zum Spekulationswert werden.

Umgekehrt aber muß die Urkunde zum Spekulationsobjekt
werden, wenn man neue Konzessionen nicht nur nicht rechtzeitig
herausgibt, sondern die Zinsen der Idealwerte dem Besitzer als
Geschäftsunkosten anrechnet und als Gründe seines Einspruchsrechtes
anerkennt, wenn man die Arzneitaxe nicht herabsetzt entsprechend
den Einkaufspreisen, wenn man eine illoyale Steigerung des Um=
satzes und eine willkürliche Herabsetzung der Unkosten zulassen muß.

Jede Mark Preissteigerung bedeutet dann aber eine Be=
schränkung der Gewerbefreiheit der Apotheker, eine Verschlechterung
der Arzneiversorgung, vermindert die Betriebssicherheit und hat in
der Regel weitere Preissteigerungen im Gefolge.

Erreichen die Zinsen des Idealwertes die Höhe, daß ein
Apotheker davon leben könnte, und nimmt die Verwaltung bei Neu=
gründungen auf diese Zinsen Rücksicht, so hat der Verkäufer für
alle Zeiten die Hand gelegt auf die neue Erwerbsstelle und einen
Konzessionsanwärter zum Ankauf gedrängt oder zum Warten ver=
urteilt und die Bevölkerung verzichtet zu Gunsten des Apotheken=
rentners auf eine bequemere und schnellere Arzneiversorgung.

Dafür gibt es zahlreiche Beispiele, deren eins ich kon=
struieren will. In einer Stadt von 150 000 Einwohnern mit
einem Arzneikonsum von M. 4,00 pro Kopf und Jahr für die
Apotheker bestehen 12 Apotheken mit einem Idealwerte von
1 500 000 M. belastet. Sie haben einen Durchschnittsumsatz von
50 000 M. bei 50 % Reingewinn ohne Schulden.

Nimmt man den dem Besitzer zuzubilligenden Reingewinn bei
freier Wohnung auf 8000 M. an, dann ernähren 4000 Einwohner
eine Apotheke und es können theoretisch 37 Apotheken bestehen.

Da die Besitzer aber $\frac{4}{100} \cdot 1\,500\,000$ M. Schulden zu zahlen haben,
so erhöhen sich die Gesamtunkosten um $\frac{4}{100} \cdot \frac{1\,500\,000}{12} = 5\,000$ M.
pro Apotheke und 7 Apothekenanlagen sind damit unmöglich geworden, die Zahl der Konsumenten pro Konkurrenzapotheke steigt auf 5000.

Da jeder gewinnbringende Verkauf eine Spekulation auf die schwankende Nachsicht der Behörden ist, schwebt der Käufer stets in Unruhe vor Neuanlagen. Er wird zu ruhigem Besitze, wenn er teuer gekauft hat, nicht kommen, sondern zu verkaufen trachten und seinen Betrieb so einrichten, daß er bald von den Zinsen des Verkaufspreises leben kann. Er setzt sich mit Agenten in Verbindung, denen die Provision alles und das Schicksal der Apotheke gleichgiltig ist. Je weniger neue Konzessionen herausgegeben werden, um so größer ist die Anzahl der kauflustigen Anwärter, um so leichter entschließen sich jüngere und unerfahrene Bewerber zum Ankauf und lassen sich blenden durch hohe Umsatzziffern.

Der Besitzer verkauft nur nach dem Umsatz und verquickt mit dem Verkauf eine Grundstücksspekulation. Er braucht aber im wesentlichen nur den Nachweis einer Steigerung des Umsatzes zu erbringen, denn mit steigendem Umsatz wird auch das Haus höher bewertet.

Nimmt man an, daß er mit fremdem Gelde in der Hauptsache wirtschaftet, so ist die Herabsetzung der Betriebskosten oder die künstliche Steigerung des Umsatzes für ihn Lebensfrage.

Die Betriebsunkosten setzen sich im wesentlichen zusammen aus:

1. dem Warenkonto;
2. dem Gehalt (Mark 2400 für 1 approbierten Gehülfen, Mark 1600 für 1 nicht approbierten Gehülfen, 0 für 1 Lehrling);
3. den Kosten für die Versorgung der Geschäftsräume mit Licht, Heizung und Wasser und deren Reinigung;
4. Verzinsung und Reparatur der Einrichtung;
5. Miete für Wohn- und Geschäftsräume.

Der Umsatz setzt sich zusammen aus der Zahl der Konsumenten und dem Arzneikonsum. Letzterer wieder setzt sich zusammen aus den Mitteln, welche der Apotheker nur auf Rezept eines Arztes abgeben darf (Rezeptur) und denjenigen, welche er ohne solches von der Hand abgeben darf (Handverkauf).

Es ist ohne weiteres ersichtlich, wie ein verschuldeter Besitzer sein Geschäft heben kann. Da das Publikum in der Regel die nächste Apotheke benutzt, ist, abgesehen von einer besonders kulanten Bedienung, die Zahl der Konsumenten einer erheblichen willkürlichen Steigerung nicht anders fähig, als durch eine energische Reklame, durch Etablierung eines Versandgeschäftes, durch Rezeptkästen, Radfahrdienst, Abschlüsse mit Kassen u. a. m. Einer willkürlichen Steigerung zugänglicher ist der Arzneikonsum. Er läßt sich steigern als Rezepturumsatz, wenn der Besitzer mit „Kurpfuschern" oder moralisch minderwertigen Ärzten in Verbindung tritt und diese veranlaßt, möglichst günstig zu verschreiben, oder wenn die Ärzte, wie es Kassenpraxis-Mode geworden ist, Mittel auf Rezepte verschreiben, welche der bonus pater familias im Handverkauf billiger ersteht. Der Handverkauf läßt sich durch Angebot heben, wenn man Rezepturmittel contra legem als Handverkaufsmittel dispensiert, wenn man Geheimmittel verhandelt oder kurpfuscht. Sind derartige Verstöße bei einer gewissen Nachgiebigkeit der Verwaltung einmal Verkehrssitte geworden und die Basis von Verkäufen, sodaß der Käufer wieder vor der Alternative steht, Geld zu verlieren oder das Treiben seines Vorgängers fortzusetzen, so wird der Begriff Rezeptur verschoben zu Gunsten des Handverkaufs, für welchen die Freigabe immer weiterer Mittel verlangt wird. Der verbotene Geheimmittelhandel wird den Gehilfen gestattet, der Begriff Kurpfuscherei wird einengend ausgelegt, die früher verbotene Anfertigung von Kurpfuscherrezepten wird Mode und an die planmäßige Verbindung mit Kurpfuschern gewöhnt sich der Besitzer. Die Reklame auf Emballagen, in Prospekten, Broschüren, Zeitungen thut alsdann das übrige und der Effekt ist eine künstliche, lediglich auf Beiseitestellung gesetzlicher Vorschriften bezw. auf den kaufmännischen Talenten des Besitzers beruhende Umsatzsteigerung, die um so weniger fundamentiert ist, als die Behörde jederzeit in der Lage und auch verpflichtet ist, den Umsatz zu halbieren. Setzt die Verwaltung dies durch, so wird das Übel noch ärger werden, denn nun muß der Besitzer tun, was er im Interesse des Reingewinnes und, weil er ja doch bald verkaufen will, vielleicht aus Spekulation begonnen hat, sparen und nach einer Erhöhung der Taxe rufen, zum mindesten mit allen Mitteln gegen zeitgemäße Herabsetzung derselben arbeiten. Die Hauptausgabeposten sind das Warenkonto und die Gehälter. Je weniger produziert und untersucht wird, mit um so weniger Gehilfen kommt man aus. Beide Tätigkeiten werden eingeschränkt. Die verbleibende Rezepturarbeit, welche für den Einzelfall geleistet werden soll und so bezahlt wird, ersetzt man durch Arbeiten auf Vorrat, die dann schließlich auch die Fabrik in Gestalt dosierter Mittel liefert. Reicht auch dies nicht aus, so kann der approbierte Gehülfe durch einen Lehrling ersetzt oder ergänzt werden, da an eine Lohnreduktion nicht zu denken ist. Die Umsätze, deren Bewältigung einer Hilfskraft zu= gemutet wird, steigen an; die Qualifikation der Kräfte sinkt gleichmäßig damit, ebenso wie die Betriebssicherheit. Schließlich arbeitet der Besitzer allein. Aber er ist der Arbeit nicht dauernd gewachsen. Er muß seine Sonntagsruhe und Nachtruhe haben, und wenn die Zahl der in gleicher Lage befindlichen Besitzer groß genug ist, so resultiert daraus eine Agitation auf gesetzliche Ein= führung der Sonntagsruhe in den Apotheken oder auf Einstellung minderwertiger Hilfskräfte, auf Einführung des Achtuhrladenschlusses, auf Einführung der Nachttaxe u. a. m., Bestrebungen, die, wenn man von dem Boden absieht, auf dem sie aufgeschossen sind, Be= rechtigung genug haben. Da ohne ein nach Zahl und Qualifikation ausreichendes Personal ein ordnungsmäßiger Betrieb, Ordnung, Sauberkeit, Schutz vor Verderbnis der Waren oder Verwechselungen nicht zu denken sind, verwahrlost das Geschäft. Am Warenkonto hat der Besitzer nur im Beginn der Verschuldung sparen können. Denn je mehr Arbeiten er aus der Hand gegeben hat, in um so größere Abhängigkeit ist er von der dadurch immer mehr erstarkenden pharmazeutisch=chemischen Großindustrie geraten. Diese schreibt ihm die Einkaufspreise vor und, da die Preise der Arzneitaxe Multipla der Einkaufspreise darstellen, natürlich auch die Arzneitaxe, sie entzieht ihm das beste Personal, das sie besser besolden kann, sie stundet ihm gegen Verzugszinsen die Zahlung, sie borgt ihm das Geld zur Tilgung von Schuldenzinsen, zu neuen Ankäufen das Anlege= kapital und weiß sich schließlich in den tatsächlichen Besitz zahlreicher Apotheken zu setzen. Der verschuldete Besitzer hat als Zwischen= händler keinerlei Möglichkeit, am Warenkonto wesentlich zu sparen. Ja selbst die Geheimmittel, welche der Taxe nicht unterworfen sind und die anfangs ein Hebel für die Steigerung des Reinertrages waren, werden zum Danaergeschenk, weil die Fabriken die Preise dafür so fest ansetzen, daß der Apotheker wesentliche Preisaufschläge nicht wagen darf. Der Spezialitätenhandel erzielt zwar hohe Umsätze aber geringe Reinerträge.

Daß ein arg verschuldeter Besitzer endlich Anforderungen für Reparaturen und Ergänzungen seiner Einrichtung und Geschäftsräume nicht machen kann, liegt auf der Hand.

Ist die Zahl so verschuldeter Apotheker groß, ist mit den Schulden eine große Zahl von neuen Plätzen besetzt, so wird sich nicht nur der Gegensatz zwischen Besitzern und Gehilfen dadurch verschärfen, daß die letzteren aufhören, sich in einer Übergangsstellung zu befinden, weil sie übermäßig lange auf Konzessionen warten müssen, sondern es werden sich die Gegensätze zwischen Arm und Reich schärfer ausbilden, den Reichen, welche die Betriebsberechtigung kaufen können, und den Armen, welche ihr Leben mit Warten zubringen müssen. Sodann wird der relative Zudrang zu den verkäuflichen Konzessionen zunehmen und zwar auf Kosten der Solidität der Käufer, indem das Mißverhältnis zwischen eigenem Vermögen des Käufers und dem Verkaufspreise zu Ungunsten des ersteren immer größer wird und von den zum Warten verurteilten Personen wird eine stetig zunehmende Zahl vom Beruf abspringen. Das vom Berufe abgesprungene Personal aber wird die Freigabe der gesamten, von den Besitzern selbst erweiterten Handverkaufsrechte fordern und mit der Motivierung durchsetzen, daß ja die Besitzer auch nur Zwischenhändler wären. Der Personalmangel wird zur Einstellung minderwertiger Hilfskräfte in den Apotheken führen und deren Besitzern die innere Berechtigung ihrer Monopole zerstören. Dispensieranstalten der Krankenkassen, der Kommunen, der Ärzte und Drogerien werden die verhältnismäßig geringe Zahl der Apotheken überwuchern.

Die Arzneiversorgung wäre damit von ihrem Ideal billig, schnell, leicht erreichbar und sicher weit abgedrängt. Am fühlbarsten wird mit steigendem Arzneibedürfnis und der finanziellen Möglichkeit seiner Befriedigung die mangelhafte Verteilung und relativ geringe Zahl der Apotheken, demnächst für Massenkonsumenten der hohe Preis der Arzneimittel werden. Dementsprechend werden die Kommunen und Kassen eigene Arzneiversorgungsstätten fordern und, so lange deren Verlangen nicht erfüllt ist, werden die Drogerien und die pharmazeutische Großindustrie unter Zerstörung des Apothekenmonopols die Arzneiversorgung übernehmen.

Endlich habe ich oben gezeigt, daß die Arzneiversorgung mit steigender Belastung der Apotheken infolge geringer Neugründungen progressiv unsicherer wird. Die Absicht des Gesetzgebers, als er die Vermehrung der Apotheken beschränkte, war, zu verhindern, daß eine allzu große Konkurrenz der getreuen Ausübung der Kunst hinderlich würde. Das zögernde Tempo der Neugründungen im Verein mit der Verkäuflichkeit der Konzessionen aber kann diese Absicht in das Gegenteil verkehren, denn es wird dadurch der Zustand geschaffen, daß der Vorbesitzer seinem Nachfolger die ärgste Konkurrenz macht.

Wenn z B. bei einem Arzneikonsum pro Kopf und Jahr von 3,00 Mk. und einer Bevölkerungsziffer von 6000 ein Umsatz von 18000 Mk. und ein Reingewinn von 8000 Mk. erzielt werden kann, so hat der Besitzer sein Auskommen. Gründet man eine neue Apotheke, so fällt der Reingewinn auf 4000 Mk. und hebt sich nach einiger Zeit mit dem Arzneikonsum auf 5000 Mk. Läßt man den Verkauf der Apotheken zu mit dem achtfachen des Umsatzes, so hat der Nachfolger an Zinsen $\frac{4}{100}$ 144000 = 5760 Mk. zu zahlen, die Apotheke wird also um 1760 Mk. mehr geschädigt durch den Verkauf als durch eine Neugründung.

All diese Folgezustände haben das Üble an sich, daß sie ohne bedeutende Erschütterung von Vermögenswerten irreparabel sind und daß deshalb jede Nachgiebigkeit der Verwaltung zur ständigen Verwaltungspraxis werden muß.

Nimmt man nämlich an, all die befürchteten Schäden wären bereits mehr oder weniger eingetroffen, so steht die Verwaltung bei Neugründungen vor der Alternative entweder die Gewerbefreiheit durch konstante Rücksichtnahme auf die Schulden der vorhandenen Besitzer immer weiter zu beschränken oder durch eine Neugründung die Arzneiversorgung aus der vorhandenen Apotheke zu verschlechtern. Gründet sie die neue Apotheke ohne jene Rücksichtnahme, so wird die Bilanz der vorhandenen Apotheke erschüttert und wenn nicht Bankerotte hervorgerufen werden, so treten in der alten Apotheke doch die Schäden der Unterbilanzwirtschaft ein und das Ganze hat wenig Vorteil.

Die Neugründung wirkt also oft gerade so wie der Apothekenschacher.

B) **Die aus den Schulden sich ergebenden weiteren Beschränkungen
der Gewerbefreiheit.**

Es ist bekannt, daß die Konzessionen von 1810—1896 zu
Spekulationsobjekten geworden sind und daß die Rücksichtnahme
auf die Schulden der vorhandenen Apotheken ständige Verwaltungs=
praxis geworden ist, weil an vielen Stellen die oben aufgeführten
Befürchtungen sich bewahrheitet haben.

Das Gesetz in Altpreußen sieht eine Prüfung der Lebensfähigkeit
der vorhandenen Apotheken nicht vor, sondern überläßt den Nach=
weis, daß die neue Konkurrenz der getreuen Ausübung der Kunst
schädlich sein würde, den Besitzern und offenbar ist anfangs dieser
Nachweis auch von diesen verlangt worden. Da das Gesetz eine
Verkäuflichkeit der Konzessionen seit 1810 nicht kennt, so ist der
Nachweis auch anfangs beschränkt gewesen auf die absolute Lebens=
unfähigkeit der Apotheke, d. h. der nicht mit den Zinsen eines Ideal=
wertes belasteten. Mit der Zunahme der Schulden aber begann
man die relative Lebensfähigkeit zu prüfen, dann prüfte man sie,
wozu man gesetzlich nicht verpflichtet war, von Amts wegen und
schließlich ließ man es sich gefallen, daß der Besitzer die Beweis=
last völlig verschob und auf die konzessionierende Behörde abwälzte.
Während er seinen Widerspruch begründen sollte, hält er jetzt
seine Geschäftsbücher sorgfältig geheim und überläßt es der Behörde,
sein Einspruchsrecht durch den Nachweis zu beseitigen, daß sein
Geschäft trotz seiner Schulden lebensfähig bleibt. Das Gesetz in
Altpreußen kennt weder ein Einspruchsrecht nicht ansässiger Besitzer
noch eine Prüfung der Lebensfähigkeit derer Apotheken.

Der Gesetzgeber der V. vom. 24. Oktober 1811 hatte sich
die Arzneiversorgung offenbar folgendermaßen gedacht. In kleinen
Ortschaften, 15 km von der nächsten Apotheke entfernt, bekommt
ein Arzt nach § 14 revid. Apotheken=Ordnung eine Hausapotheke.
Ist die Volkszahl darin so gewachsen, daß eine Apotheke existieren
kann, so wird die Hausapotheke, ohne die benachbarten Apotheker
zu fragen, umgewandelt in eine Apotheke. In Städten werden
Apotheken gegründet, sobald Volkszahl und Wohlhabenheit die
Existenz solcher garantieren. Das Arzneibedürfnis des übrigen
platten Landes war damals offenbar so gering, seine Besiedelung
so spärlich, daß man darauf gar keine Rücksicht nahm und es gar
nicht mitzählte, sondern nur die Bewohner der größeren Ortschaften

zählte. Im Laufe der Zeit aber gewann die Landkundschaft erheblich an Bedeutung. Sie wurde zahlreicher, ihr Arzneibedürfnis stieg und durch Verkehrserleichterungen die Möglichkeit, es zu befriedigen. Man sah sich also gezwungen, sie mitzuzählen und kam notgedrungen dazu, Apothekenbezirke abzugrenzen. Als Grundlage der Abgrenzung war kein anderer Maßstab gegeben, als der aus der räumlichen Entfernung entnommene. Von der Erfahrung ausgehend, daß der Konsument in der Regel die nächste Apotheke benutzt, mußte man alle Einwohner der Apotheke zuzählen, welche zu ihr einen näheren Weg haben als zu jeder anderen Apotheke. Anfangs verstand man unter Weg die rein räumliche Entfernung, später als die Verkehrsmittel den Raum besiegen halfen, auch die Zeit, welche ein Konsument gebraucht, um zur nächsten Apotheke zu gelangen. Wenn man so das Land in Absatzgebiete einteilte, mußte man notgedrungen das Einspruchsrecht aller konkurrierenden Apotheker anerkennen und die „Seelen" nicht nur für die Ortschaft, sondern für den bei der Neugründung in Aussicht genommenen „Apothekensprengel" auszählen, um die bedeutende Vermehrung der Volksmenge zu ermitteln.

Man dehnte also das Einspruchsrecht auf das Land aus und prüfte ex officio die absolute und relative Lebensfähigkeit aller Konkurrenzgeschäfte.

Anfangs hat man sicher nur Bankrotte mit dieser Rücksichtnahme vermeiden wollen, später, als man die Schäden der finanziellen Mißwirtschaft für die Arzneiversorgung erkannte, wollte man dem Apotheker unter allen Umständen einen auskömmlichen Reingewinn sichern und definierte den Begriff Lebensfähigkeit, der sich von selbst ergeben und sich eingebürgert hatte, ausdehnender und, da man weder den Arzneikonsum sicher kannte noch den Reingewinn, der Vorsicht halber von Jahr zu Jahr ausdehnender, so daß der Reingewinn wohl überall absolut gestiegen ist.

Die von Jahr zu Jahr zunehmenden Beschränkungen der Gewerbefreiheit für Pharmazeuten, welche nicht durch Kauf sich in den Besitz der Betriebserlaubnis setzen wollten oder konnten, hatte natürlich einen starken Andrang zu den neuen Konzessionen zur Folge und zwang die Behörde eine sorgfältige Auswahl nach festen Grundsätzen unter den Bewerbern zu treffen oder neue Schranken zu ziehen. Diese Grundsätze sind durch den Min.=Erl. 1840 aufgestellt und heute noch giltig (cf. Anhang).

Die Auswahl wird getroffen nach der moralischen, intellektuell=
wissenschaftlichen, praktischen und finanziellen Qualifikation und
nach der Anciennität.

Endlich ergab es sich von selbst, daß nach bösen Erfahrungen,
über die Einrichtung und die Waren die Behörde die Konzession
nicht vorher aushändigen konnte, als bis der Konzessionar eine
einwandfreie Apotheke präsentiert hatte.

Hiernach ist die Zulassung zum pharmazeutischen Gewerbe=
betriebe für qualifizierte Personen, welche nicht durch Kauf sich in
den Besitz der Betriebserlaubnis setzen wollen, tatsächlich ab=
hängig gemacht:

1. von der Erteilung einer unverkäuflichen, nur auf die Witwe
   und minnorennen Kinder vererbbaren Konzession. Eine solche
   wird herausgegeben,
   a) wenn ihr Gebrauch ein lebensfähiges Geschäft zu ergeben
      verspricht,
   b) wenn alle Konkurrenzgeschäfte mit ihren Geschäftsschulden
      lebensfähig bleiben,
   c) wenn die Besitzer derselben ihren Widerspruch nicht be=
      gründen oder durchsetzen können,
   d) wenn ein Bedürfnis sich erweisen läßt
      α) durch Vermehrung der Bevölkerung,
      β) durch Steigerung des Wohlstandes,
      γ) durch Mängel der Arzneiversorgung;
2. von einer Konkurrenz der Bewerber, in welcher
   a) die Anciennität,
   b) die moralische,
   c) die intellektuell=wissenschaftliche und praktische,
   d) die finanzielle,
   e) die körperliche Qualifikation entscheidet;
3. von dem Nachweise des Besitzes einer einwandfreien Apo=
   thekeneinrichtung und eines Grundstückes.

II.

Die Geschäftspraxis bei Errichtung neuer Apotheken.

1. Der Antrag auf Errichtung einer Neuanlage und seine Begründung.

A. Der Nachweis der Lebensfähigkeit der Neuanlage.

a) Der Reingewinn der Landapotheke.

Die erste Voraussetzung der Neugründung ist die Sicherheit, daß dieselbe lebensfähig sein wird, d. h. dem Besitzer einen zur Führung seines Haushaltes genügenden Reingewinn abwerfen wird. Über die Höhe des Reingewinnes, der dem Besitzer zukommen soll, herrscht aber die größte Verwirrung in den An= schauungen.

Selbst unter fast gleichen Bedingungen glaubt die eine Behörde den Apotheker so stellen zu müssen, daß er zu den besseren Censiten zählt, während die andere den Maßstab hernimmt aus dem Auf= wande an Zeit, Fleiß, Intelligenz und Geld, welches notwendig ist, um in den Besitz einer neuen Konzession zu gelangen und dem Ver= gleiche dieses Aufwandes mit dem für andere Berufsklassen not= wendigen.

Der letzte Standpunkt ist meines Erachtens der allein gerechte, entspricht den Forderungen der Medizinalpolizei nach einer schnellen und billigen Arzneiversorgung und liefert auch allein wenigstens nach unten feste Grenzzahlen.

Geht man von ihm aus, so gelangt man zu folgenden Er= gebnissen:

Die Laufbahn des Apothekers ist, was sein Anlagekapital für die Vorbildung anlangt, eine billige und kann, was die Dauer an= langt, eine verhältnismäßig schnelle sein.

Abgesehen von der bis zur Reife für die Obersekunda reichenden Gymnasialbildung gebraucht der Apotheker zu seiner Ausbildung

1. für eine dreijährige Lehrzeit 2000 M.
2. für Studium und Examen   2500 M.
Sa.   4500 M.

Während der Servierzeit, also vom 19.—22. Lebensjahre, erhält er bei freier Station monatlich mindestens 100 M., also 1500 M. p. a.

Nach Absolvierung seines Examens verdient er überall in den ersten neun Jahren mindestens 2000 M. p. a. und als Provisor oft 3000 M. p. a.

Nach zwölfjähriger ununterbrochener Gehilfenzeit könnte er in der Regel in den Besitz einer Konzession kommen. Wenn manche Bewerber dieses Ziel erst später erreichen, so liegt es oft daran, daß sie „vom Fache" zeitweilig abgegangen waren.

Vielfach wird die ganze Vorbildung ohne eigenes Vermögen absolviert. Das Geld für die Servierzeit reicht bei Stundung der Kollegiengelder auch für das Studium hin und sehr viele Lehrlinge brauchen, wie oben angenommen, nicht 700 Mk. dem Lehrherrn für den Lebensunterhalt zu zahlen, sondern bekommen noch Taschengeld obenein.

Berechnet man auf Zins und Zinseszins die Summe der bis zum 36. Lebensjahre geleisteten Ausgaben und erhaltenen Einnahmen, so sieht man, daß der Apotheker 8383 Mk. ausgegeben und 43508 eingenommen hat oder mit einem Überschuß von 35125 M., dem fünffachen seines Anlagekapitals, seine Vorbildung abschließt.

Es ist dies ein keineswegs ungünstiger Abschluß, wenn man Vergleiche zwischen ihm und ähnlichen Berufsarten, z. B. Beamten=laufbahn, zieht.

Die Berechtigung, den Maßstab für das Einkommen aus dem Vergleich mit Beamtenkategorieen zu entnehmen, liegt vor, weil die spätere Stellung der heutigen Konzessionare hinsichtlich ihrer Kompetenzen, der von pensionsfähigen, auf Sporteln angewiesenen Beamten ähnelt.

Nach § 4 und 5 der revidierten Apotheker=Ordnung nämlich, die auch auf Besitzer unverkäuflicher Konzessionen Anwendung findet (Min.=Erl. 23./4. 1889), beträgt die Reliktenversorgung der Apotheker 100 % des Einkommens, wovon nur 1500—3000 M. für einen Provisor je nach dem Umsatze abgehen. Ebenso hoch beläuft sich

die Versicherung für das erwerbsunfähige Alter und die Zeiten
völliger Invalidität, während in Krankheitsfällen höchstens 2000 M.
für einen Gehilfen p. a. vom Einkommen abgehen. Dieser Fürsorge
für die Zeiten der Not gegenüber verschwindet die staatliche Fürsorge,
wie leicht ersichtlich ist.

Vergleicht man den Apotheker mit Ärzten und bemißt das zu
garantierende Einkommen nach dem heutigen Durchschnittseinkommen
der Ärzte und dem Vergleich des für beide Berufsarten erforder=
lichen Aufwandes an Fleiß, Zeit, Kraft und Intelligenz, so würde
sich ein so geringes Einkommen ergeben, daß damit ein Kredit
erforderndes Geschäft nicht zu halten wäre.

Für die Mittelstellung, welche der Apotheker zwischen einem
Beamten und einem Gewerbetreibenden einnimmt, müssen daher
auch Mittelwerte angenommen werden. Als unterste Grenze
des Einkommens eines Landapothekers möchte ich bei freier
Wohnung 4000 M. vorschlagen.

Ist aber 4000 M. die Summe, welche der kleinste Apotheker
erübrigen muß, so muß

$$U = as^*) = 4000 + w \text{ (Waren)} + k$$

und da k (Unkosten) $= g$ (Gehälter)

$$+ m \text{ (Miete für Wohn= und Geschäftsräume)}$$
$$+ z \text{ (Verzinsung der Einrichtung)}$$
$$+ h \text{ (Ausgaben für Heizung, Beleuchtung,}$$
$$\text{Wasserversorgung und Reinigung) ist}$$

so muß U also $= 4000 + w + g + m + z + h$ sein.

b) Warenkonto (w).

Man drückt das Warenkonto gewöhnlich in Prozenten des
Umsatzes aus. Der Prozentsatz schwankt zwischen 25 % und 35 %,
je nach dem Verhältnis von Handverkauf und Rezeptur und dem
Anteil von Spezialitäten am Handel. Je vorwiegender die Rezeptur
und je geringer die Spezialitäten in einem Geschäft sind, um so
niedriger ist das Warenkonto. Man wird nicht fehlgreifen, wenn man
$\frac{33}{100}$ U als Durchschnitt für die Berechnungen zu Grunde legt.
Endlich sinkt der Prozentsatz unter sonst gleichen Verhältnissen mit
der Höhe des Umsatzes, sodaß man bei Umsätzen über 50000 M.
30 % ansetzen muß.

Die Zahlen begreifen Fracht, Verschleiß, Glassachen u. s. w. in sich.

---

*) s $=$ Seelenzahl, a $=$ Arzneikonsum.

c) Gehälter (g).

Für den Anfang kann man verlangen, daß der Besitzer ohne Personal arbeitet. Dies wird auf die Dauer eventuell mit Unterstützung eines Lehrlings möglich sein, wenn der Umsatz nicht höher ist als 18000 M. Nach meinen Erfahrungen und Feststellungen im Reg.-Bez. Arnsberg wirtschaftet der Besitzer bis zu 30000 M. Umsatz in der Regel nur mit Unterstützung eines nicht approbierten Gehilfen, für den 1600 M. p. a. einzustellen wären, in Großstädten mit einem approbierten Gehilfen = 2400 M. Umsätze zwischen 30—40000 M. erfordern zwei Gehilfen (einen approb. und einen nichtapprob.) = 4000 M. u. s. f. In den größeren Städten stellt das Publikum natürlich stärkere Ansprüche an die Bedienung, deren Zahl und Qualifikation, und dementsprechend ist dann das Gehalt zu bemessen.

Gehalt in Prozenten des Umsatzes ausgedrückt würde also 0 % bei Geschäften unter 18000 M. sein, bis zu 30000—8—5,3 % usw.

d) Die Mieten (m).

Nach § 45 pr. Gew.-O. 17. Januar 1845 wird die Konzession nur für ein besonderes Grundstück erteilt und erlischt mit dem Wechsel des Lokales. Eine rechtliche Notwendigkeit, ein Grundstück zu erwerben, folgt daraus nicht. Solange die Konzessionen verkäuflich waren, folgte daraus jedoch eine gewisse tatsächliche Notwendigkeit, weil die Konzessionsinhaber fürchten mußten, Geld und Konzession an den Staat zu verlieren, wenn ihnen das gemietete Grundstück gekündigt würde. Für den Inhaber einer unverkäuflichen Personalkonzession fällt diese Notwendigkeit fort. Neigung und Zwang der Verhältnisse führen indessen in der Mehrzahl der Fälle zum Ankauf oder Anbau. Vielfach ist ein Haus mietsweise nicht zu haben oder die Bewohner der Ortschaft, die lange um eine Apotheke petitioniert haben, treiben die Miete in die Höhe, sodaß An- und Verkauf billigeren Mietszins ergeben. Vielfach aber sind es lediglich oder überwiegend Spekulationszwecke, welche beim Ankauf verfolgt worden sind und werden. Der Sitz der Apotheke erhöht den Wert des Grundstückes und dieses gewinnt in den Stadtgegenden, wo Apotheken in der Regel gegründet werden, mit der Zeit erheblich an Wert. Bei den neuen Konzessionaren ist dies nicht in den Maßen mehr wie bei

den Realkonzessionaren der Fall, ist aber doch immer noch zu=
treffend. Denn wenn auch der Nachfolger nicht rechtlich gezwungen
ist, das Grundstück zu erwerben, so tut er es doch meistens, weil
sich dasselbe zum Kundschaftszentrum herausgebildet hat, und be=
zahlt gern als Zuschlag zum Hause diesen Kundschaftswert, zumal
in der Regel der Erbe als Drogist sonst sich dort etablieren würde.
Für den zukünftigen Konzessionar ist dies auch die einzige Art der
Spekulation, von der er doch nicht läßt.

In Städten mit reger Bautätigkeit kommt natürlich auch die
reine Grundstücksspekulation in Betracht. Man wundert sich manch=
mal, warum ein blutarmer Konzessionar, dessen steuerpflichtiges
Einkommen zuletzt 2100 M. betragen hat, sich mit einem Grund=
stück von 60 000 M. belastet. Sieht man sich dasselbe näher im
Grundbuche an, so erfährt man, daß er nicht nur soviel Terrain
erworben hat, als notwendig ist, um sein Geschäft zu betreiben und
seine Familie standesgemäß unterzubringen, sondern daß er durch
Ankauf von Nachbargrundstücken sich auf die Spekulation ver=
legt hat.

Selbstverständlich kann danach der Wert der Miete nicht be=
messen werden, sondern einzig und allein maßgebend dafür ist der
ortsübliche, von der Ortspolizei festzustellende Mietszins für eine
Familienwohnung von dem festgesetzten Einkommen und durch=
schnittlicher Kopfzahl und für die sieben obligaten Apothekenräumlich=
keiten. Dieser schwankt, kann aber für die kleinste Landapotheke
wohl im Mittel auf 300 M. angenommen werden.

e) Umsatz und Konsumentenzahl.

Nach Feststellung des Wertes für k und w berechnet sich

$$U = \frac{x}{100} \, U + 4000 + k$$

$$U - \frac{x}{100} \, U = 4000 + k$$

$$U = \frac{(4000 + k)}{100 - x} \, 100^{*}).$$

Der Umsatz U ist ein Produkt von a, dem Arznei=
konsum pro Kopf und Jahr, und s, der Zahl der auf die
Apotheke angewiesenen Konsumenten; sind beide bekannt, so be=

---

*) x = Prozentsatz des Warenkontos (Seite 18).

rechnet sich $s = \dfrac{(4000 + k)\,100}{(100 - x)\,a}$, die Seelenzahl, welche eine

Apotheke ernährt, oder wenn s bekannt ist, $a = \dfrac{(4000 + k)\,100}{(100 - x)\,s}$

der Arzneikonsum. [Über U, a und s vgl. Seite 29, 30 und 26.]

B. Der Nachweis der Lebensfähigkeit der Konkurrenzapotheken.

Mit der Frage, bei welchem Einkommen eine Apotheke existenz=
fähig bleibt, ist auch rechnungsmäßig die Frage gelöst, wieweit
man mit Neugründungen vorgehen darf, ohne die Lebens=
fähigkeit der vorhandenen Apotheken zu vernichten.

a) Die Lebensfähigkeit.

Das Gesetz schreibt die Vermehrung der Apotheken unter den
oben skizzierten Voraussetzungen vor, unabhängig von den Schulden,
es kennt also nur die Rücksicht auf die absolute Existenzfähigkeit
der Apotheke, und wenn eine Behörde eine Neugründung veran=
laßt, falls den ansässigen Besitzern nach Abzug des Umsatzes
der Neuanlage noch der zum standesgemäßen Unterhalt not=
wendige Reingewinn verbleibt, und ihnen überläßt, ihre Schulden
zu bezahlen, so ist sie vollständig in ihrem Recht.

In den Warnungen, welche 1896—1899 erlassen wurden, ist
dieser Rechtsstandpunkt wiederholt betont worden.

Allein es stoßen sich im Raume hier doch hart die Sachen
und in der Praxis ist es ein eigen Ding mit der Herbeiführung
von Bankrotten und der Zertrümmerung von Vermögenswerten
selbst für nicht sentimental angelegte Naturen. Es läßt sich aber
anderseits nicht leugnen, daß jede weichherzige Rücksicht auf die
Idealwerte eigentlich das Übel ärger macht, das oben als Folge=
zustand der Verschuldung beschrieben ist und daß die Anerkennung
der einmal kontrahierten Schulden, wenn auch nur in Form eines
Verwaltungsgrundsatzes bei Neugründungen, gleichsam eine Prämie
wäre auf die Spekulation.

Aus diesem Dilemma giebt es nur einen Ausweg, die recht=
zeitige Ankündigung des Projektes von Neugründungen und die
Entscheidung von Fall zu Fall, welche Konzessionswerte als speku=
lativ anzusehen sind und welche einer normalen Steigerung des
Kundschaftswertes entsprechen. Wenn am Schlusse jeden Jahres der

einzelne Apotheker die Nachricht erhält, wann er eine Konzession
in den nächsten Jahren zu erwarten hat, so kann er dies seinem
Käufer nicht verschweigen und wenn letzterer beim Ankauf die Neuanlage nicht berücksichtigt, so kann er sich hinterher nicht dagegen
mit dem Einwande zu hoher Belastung mit den Zinsen der Kaufpreise wenden. Die Scheidung der Spekulationswerte in spekulative
und nicht spekulative ist nicht sehr schwer. Man sieht es der
Apotheke und deren Besitzer in der Regel an und die Sprung-
haftigkeit der Preissteigerung, der häufige Wechsel des Besitzers
bieten genügend Merkmale für den spekulativen Charakter des
Preises. Entscheidend ist, ob der Besitzer beim Ankauf hoffen
durfte, daß ihm das Absatzgebiet seines Vorgängers ungeschmälert
erhalten bleiben würde. Immerhin wäre eine generelle Entscheidung
des Ministeriums zu der Frage erwünscht, wieweit bei Neugründungen auf die Schuldenzinsen der alten Apotheken Rücksicht
genommen werden soll.

b) Veränderungen der Bilanz.

In den Etat der alten Apotheken würden bei Rücksichtnahme
auf Schulden als Ausgabeposten einzustellen sein $^5/_{100}$ des Kaufpreises vermindert um die Summe, welche als laufende Ausgaben
nicht anzusehen sind. Der Kaufpreis, welcher aus dem bei jeder
Revision und jedem Verkaufe vorzulegenden Kauf- bezw. Erb-
vertrag ersichtlich ist, setzt sich zusammen aus den Werten für
Immobilien, Mobilien und für die Erlaubnis.

Mit den Mobilien werden auch die Waren verkauft. Da
diese aber in der Bilanz bereits unter w berücksichtigt werden, so sind
von dem Werte der Mobilien $\frac{33}{100} - \frac{35}{100}$ U in Abzug zu bringen
und nur $\frac{5}{100}$ des Restes als laufende Ausgaben zu berücksichtigen.

Mit dem Werte für das Haus verhält es sich wie mit dem
Werte von m (Seite 19). Jedenfalls sind von dem $\frac{6}{100}$ fachen
der Erwerbskosten in Abzug zu bringen die aus den Veran-
lagungsergebnissen ersichtlichen Einnahmen aus Grundvermögen und
es ist durch die Ortspolizei festzustellen, wieweit das Grundstück
spekulativen Zwecken dient und der daraus resultierende Mietszins

das Maß der für das mittlere Einkommen des Apothekers orts=
üblichen übersteigt.

Sind für die Konkurrenz=Apotheken und für die Neuanlage
Umsatz und Seelenzahl und Arzneikonsum festgestellt, so ergibt
ein Vergleich der Rechnungen, um wie viel der Umsatz in
den alten Apotheken sinken würde und eine Bilanz derselben
unter den veränderten Verhältnissen ergibt den verbleibenden
Reingewinn.

c) Steigerung des Arzneikonsums durch die Neuanlage.

Es würde nun aber grundfalsch sein, den Umsatz in der
neuen Apotheke lediglich als die Summe der Verluste zu betrachten,
welche die alten Apotheken zu ertragen haben. Mit dem Angebot
steigt auch die Nachfrage und mindestens 30 % ihres Umsatzes
schafft die Neuanlage sich selbst aus brachliegendem Absatz=
gebieten. Man sollte daher nur 70 % des Umsatzes der Neu=
anlage auf die alten Apotheken als Verlust verteilen.

C. Das Einspruchsrecht der Besitzer.

Gegen das Projekt einer Neuanlage steht den Besitzern nach
§ 5 Kgl. V. 24. Oktober 1811 (G.=S.=S. 359) ein Einspruchs=
recht zu.

Dieses Recht, ein Rest des alten Verbietungsrechtes, ist im
Gesetz räumlich und sachlich beschränkt, räumlich auf die Ort=
schaften, in welchen bereits eine oder mehrere Apotheken sich be=
finden, und sachlich auf den Beweis, daß durch die Ansetzung einer
neuen Apotheke die Konkurrenz so groß wird, daß die getreue Aus=
übung der Kunst darunter leidet.

In ersterer Beziehung hat man in der Praxis von der Be=
schränkung abgesehen und hört wohl, auch wenn man Apotheken
auf dem Lande gründen will, alle konkurrierenden Apotheker.

Die Beschränkung in materieller Beziehung erhellt aus der
Entstehungsgeschichte des Gesetzes.

Der Besitzer hat also vor allem die Bedürfnisfrage nicht zu
erörtern. Dies ist Sache der Behörde. Ferner hat er nicht seine
persönlichen und privaten Angelegenheiten zu verquicken mit der
Frage, ob seine Apotheke in ihrer Bilanz durch die Neuanlage er=

schüttert wird, selbst die Schuldenzinsen der Konzession spielen rechtlich keine Rolle. Endlich soll er seinen Widerspruch beweisen. Ich kann mir eine andere Beweisführung als durch Büchervorlage kaum denken und halte es für gerechtfertigt, wenn die Behörde alle Einsprüche ignoriert, welche sich nicht stützen auf offen gelegte Bücher.

Ein Rechtsmittel gegen die Entscheidung der Regierung und die Entscheidung des konzessionierenden Oberpräsidiums gibt es nicht. Dies folgt aus § 6 revid. Ap.=Ord.

Die Beschwerde beim Herrn Minister ist natürlich zulässig. Nutzlos dagegen ist das sehr beliebte Verfahren, die Einsprüche abschreiben zu lassen und sie den Herren Ministern der Medizinal=Angelegenheiten und des Innern, dem Herrn Ober=Präsidenten und dem Herrn Regierungs=Präsidenten vorzulegen; da alle vier Eingaben doch wieder in der Regierung sich zusammenfinden.

Manchmal wird gegen die Anlage einer neuen Apotheke natürlich auch auf Wegen operiert, die weder in den Apothekengesetzen noch in dem Kodex der Moral verzeichnet stehen, so daß unter Umständen ein gewisser Mut des Dezernenten die Voraussetzung zu Neugründungen und der Zulassung armer Pharmazeuten zum Gewerbebetriebe bildet. Verdächtigungen des Dezernenten, Konnexionen, Zeitungsartikel, Versammlungen, Beschwerden werden ins Feld geführt.

Dies nutzt natürlich auch nichts.

Damit ist eigentlich die Beweisführung im wesentlichen erschöpft. Das Gesetz verlangt indessen noch andere Nachweise, es macht die Neugründung abhängig von der Bedürfnisfrage und von einem formellen Verfahren.

D. Der Nachweis des Bedürfnisses.

a) Der Begriff Bedürfnis im Sinne des Gesetzes.

Bedürfnis ist subjektiv das Gefühl des Mangels und objektiv das Fehlen eines notwendigen Gegenstandes oder einer notwendigen Einrichtung.

Das Gefühl des Mangels kann empfunden werden von den Konzessionsanwärtern, vom Publikum und von den Behörden, welche die Interessen des Publikums wahrzunehmen haben und

dementsprechend kann eine Neuanlage notwendig werden im In=
teresse der Konzessionsanwärter oder des Publikums.

Das Gefühl des Mangels einer Apotheke ist bei beiden, Pub=
likum und den Konzessionsanwärtern, ziemlich unersättlich nnd findet
seine Schranke deshalb in der Leistungsfähigkeit der vorhandenen
Apotheken. Es soll nur soweit befriedigt werden, als dadurch
„die getreue Ausübung der Kunst“ in den vorhandenen Apotheken
nicht erschwert wird.

Dies geht aus dem Zusammenhang des Ges. 24. Oktober
1811 (G.=S.=S. 359) mit der revidierten Ap.=Ord. hervor.
Anderseits aber soll die Gewerbefreiheit auch nicht mehr eingeschränkt
werden, als dieser Zweck verlangt. Dies ergibt sich aus dem
Zusammenhange der V. mit dem in gewerbefreiheitlichem Sinne
ergangenen Ges. über die polizeilichen Verhältnisse der Gewerbe, ins=
besondere auch daraus, daß die Verordnung ein Einspruchsrecht
der Besitzer gegen Neuanlagen in Ortschaften ohne Apotheken
nicht kennt. Daraus folgt aber wiederum, daß die Behörde auf
Schuldenzinsen gar keine Rücksicht nehmen sollte, denn, wie oben
gezeigt ist, macht der Verkäufer dem Käufer eine größere Konkurrenz
durch hohe Verkaufspreise als ein Neukonzessionar und es folgt
endlich daraus die Notwendigkeit, auch vor dieser Art von Konkurrenz
den Besitzer zu schützen. Ein Bedürfnis also liegt auch vor, wenn
das Entstehen hoher, die Anlage neuer Apotheken tatsächlich er=
schwerender Idealwerte zu befürchten steht. Es ist ein Bedürfnis
des zukünftigen Besitzers, dessen Interesse natürlich nur die Behörde
wahrnehmen kann.

Der Begriff Bedürfnis hat in der Verordnung im § 4 noch
eine Erläuterung erfahren, wo gesagt ist:

> Für zureichende Gründe werden angenommen eine bedeutende
> Vermehrung der Volksmenge, bedeutende Erhöhung ihres
> Wohlstandes

und es entsteht damit die Frage, ob durch den § 4 der Begriff
„Bedürfnis“ in § 2 hat einmengend interpretiert werden sollen.
Diese Frage ist schon deshalb zu verneinen, weil es dem Gesetz=
geber leicht gewesen wäre, eine derartige Absicht durch Einschaltung
des Wörtchens „nur“ klar zum Ausdruck zu bringen.

Der § 4 hat also lediglich eine exemplifizierende Bedeutung
und es kann die Bedürfnisfrage auch da bejaht werden, wo ohne
die genannten Voraussetzungen eine Steigerung des Arzneikonsums

eingetreten ist oder der Bezug der Medikamente schwierig ist. So wird der § 4 auch vom Min.=Erl. 13. Juli 1840 (Min.=Bl. S. 310) aufgefaßt, der in seinem ersten Absatze auch die Kommunikationsverhältnisse in Rechnung zu ziehen vorschreibt. Immerhin wird man in der Mehrzahl der Fälle die geforderten Nachweise erbringen müssen, und deshalb erfährt der Begriff Bedürfnis tatsächlich, wenn auch nicht rechtlich, oft seine Beschränkung in § 4.

b) Die Konsumentenzahl.

Das oben beschriebene System der Abgrenzung von Kundschafts= bezirken ist heute noch das herrschende. Die einwandfreien Er= mittelung der Grenzen des Apothekensprengels ist indessen heute ebenso schwierig wie der Nachweis ihrer Veränderlichkeit. In= dessen gelangt man bei zeitgemäßer Interpretation des Gesetzes zum Ziele, wenn man nicht nur die ansässige Bevölkerung, sondern auch die fluktuierende in Rechnung zieht. Man geht aus von der ansässigen Bevölkerung, welche rein räumlich der Apotheke näher wohnt als jeder anderen Apotheke. Der so ermittelte Wert bedarf einer Korrektur, wenn die Verkehrsbedingungen derartig sind, daß sie zu einer räumlich entfernteren Apotheke schneller führen. Alsdann ist eine Anzahl von Konsumenten abzuziehen oder hinzuzuzählen. Die Korrektur ist, abgesehen von sehr großen Städten, nicht groß, da die Benutzung der Verkehrsmittel Geld kostet und nicht aller Zeiten möglich ist.

Erheblicher ist die Korrektur, welche der Wert von s erfährt, durch Verträge einzelner Apotheken mit Kassen und durch die Fluktuation der Konsumenten. Wie viel Konsumenten ein Apotheker seinen Nachbaren dadurch entzieht, daß er einen Vertrag auf Lieferung aller Medikamente für alle Mitglieder der Kasse eingegangen, dies läßt sich ziffern= mäßig feststellen. Die fluktuierende Konsumentenzahl aber läßt sich nur annähernd schätzen. Am sichersten gelingt dies noch, wenn die Fluktuation der Arzneikonsumenten dadurch hervorgebracht wird, daß ein bestimmter Kreis derselben gezwungen ist, einen bestimmten Arzt zu konsultieren. Dann bilden Wohnung und Ortschaft des Arztes ein Verkehrszentrum der Arzneikonsumenten, weil die Patienten in der Regel da die Apotheke aufsuchen, wo sie den Arzt konsultieren. Ohne derartigen Zwang bilden Spezialärzte, ärztliche Autoritäten, Polikliniken, Krankenhäuser ähnliche Verkehrs=

zentren, deren Verkehrsgröße bei der Auszählung in Rechnung zu ziehen ist.

In anderer Weise wirkt der Verkehr auf die Konsumentenzahl einer Apotheke ein, wenn er allgemein sich hebt und in einer Stadt= gegend im Zentrum sich bildet oder die Stadt selbst für die Um= gegend zum Verkehrszentrum wird. Es entstehen dann Apotheken, die aus der „Laufkundschaft" ganz erhebliche Gewinne ziehen. Schon ein größeres Hotel in der Nähe der Apotheke mit stärkerem Fremdenverkehr hebt den Umsatz.

Endlich ist die periodische Veränderung der Einwohnerzahl zu berücksichtigen, welche durch das reisende Publikum (Bäder) und durch die inneren Wanderungen der arbeitenden Bevölkerung entsteht.

Wenn die „bedeutende Zunahme der Seelenzahl" die Voraus= setzung für Neugründungen darstellen soll, so folgt daraus für die Behörde die Verpflichtung, in jedem Jahre aufs neue die Zählungen und Schätzungen vorzunehmen, damit sie zu entscheiden in der Lage ist, wann der Begriff „bedeutend" erfüllt ist.

Wie alle Begriffe der Verordnung, so ist auch der Begriff „bedeutend" natürlich relativ aufzufassen; „bedeutend" ist die Zu= nahme, wenn sie so groß ist, daß sie eine Apotheke in der betreffenden Gegend ernährt.

Die Zunahme der Einwohner= bezw. Konsumentenzahl kann, selbst wenn der Arzneikonsum (a) sich gleich geblieben ist, für sich schon genügen, um die Lebensfähigkeit einer neuen Apotheke zu ge= währleisten.

c) Die bedeutende Vermehrung des Wohlstandes.

Der zweite vom Gesetz als zureichend bezeichnete Grund einer Neugründung, der Nachweis, daß die absolute Wohlhabenheit in einem Bezirke gestiegen sei, ist auch heute noch brauchbar, wenn man nicht die absolute, sondern die relative Wohlhabenheit, d. h. die finanzielle Möglichkeit einer Befriedigung des Arzneikonsums darunter versteht. Im Anfang des vorigen Jahrhunderts stieg und fiel der Arzneikonsum mit den Steuersätzen. Heute im Zeitalter der sozialpolitischen Gesetze und der weitgehendsten Armenfürsorge, wo die unteren Volksschichten einen weit höheren Arzneikonsum aufweisen als die oberen, die sich im Zeitalter der Hygiene gegen Krankheiten zudem noch wirksam zu schützen wissen, gehen die Kurven beider bedeutend auseinander.

Damals brachte die Wohlhabenheit der Bevölkerung zum Ausdruck den Arzneikonsum a, der mit der Einwohnerzahl s multipliziert U den Umsatz ergibt. In der Verordnung ist also Maßstab für den Arzneikonsum = dem Arzneikonsum gesetzt, weil zur Zeit des Erlasses derselben beides identisch war. Heute muß an die Stelle des Maßstabes der Wert selbst, der Arzneikonsum a gesetzt werden.

Vor einem Jahrhundert war das Apothekenmonopol noch ungeschmälert. Der Gesamtumsatz aller Apotheken abzüglich des unerheblichen Umsatzes der ärztlichen Dispensieranstalten brachte den Arzneikonsum der Bevölkerung zum Ausdruck. Heute ist dies bekanntlich nicht mehr der Fall und deshalb darf man nicht den Gesamtkonsum der Bevölkerung den Berechnungen zu Grunde legen, sondern nur den auf die Apotheken nach Lage der Verhältnisse entfallenden Anteil. Man muß also von dem Gesamtkonsum einen Teil in Abzug bringen oder den Anteil direkt bestimmen.

Der Arzneikonsum wird von dem Arzneibedürfnis und der Möglichkeit, es zu befriedigen, in seiner Höhe abhängen. Das Arzneibedürfnis unterliegt natürlich den erheblichsten lokalen und temporären Schwankungen. Je nach der Struktur einer Bevölkerung nach Alter, Geschlecht, Beruf und je nach der Morbidität und Mortalität derselben wird unter der gleichen Einwohnerzahl hier ein großes, dort ein geringeres Bedürfnis lebhaft werden. Die Gesundheitsstatistik und die Statistik der Heilpersonen geben ein Spiegelbild davon. Die räumliche, zeitliche oder finanzielle Unmöglichkeit oder Schwierigkeit, das Bedürfnis zu befriedigen, spielt die größte Rolle. Mit steigender Kultur und Wohlhabenheit und mit dem Angebot steigt auch dieser Konsum. Am deutlichsten hat sich dies gezeigt nach Durchführung der Krankenversicherung, welche den ärmeren Klassen erst die Möglichkeit des Arzneikonsums erschloß und eine Statistik des Arzneikonsums der Kassenmitglieder ermöglichte. Dies zeigt sich regelmäßig ferner bei Einrichtung von Apotheken auf dem Lande und mehr oder weniger bei jeder Neugründung.

An dem Gesamtkonsum und seiner Steigerung partizipieren die Apotheker wohl immer noch zu 80 %. Was davon an die Konkurrenz abgegeben wird, ist natürlich je nach den örtlichen Verhältnissen verschieden groß, läßt sich aber schätzen nach der Zahl und nach dem Umsatz der Drogerien, ärztlichen und homöopathischen Hausapotheken, Krankenhausapotheken, dem Absatze von Versandgeschäften, der chemischen Großindustrie u. s. w.

Den Gesamtkonsum der Bevölkerung eines Apothekenbezirkes festzustellen, ist eine technische Unmöglichkeit. Für die Feststellung des auf die Apotheken entfallenden Anteiles giebt es aber Mittel, die für die Frage der Neugründung annähernd sichere Zahlen liefern. Dies sind die Berechnung aus den feststellbaren Umsätzen aller Apotheken $U = as; a = \dfrac{U}{s}$ oder die Schätzung aus dem Arznei= konsum der Krankenkassen.

Der Umsatz (U) würde sich völlig einwandsfrei ergeben, wenn der Konzessionar verpflichtet wäre, die Bücher vorzulegen und in Anbetracht der Höhe des Staatsgeschenkes, welches jeder neue Konzessionar erhält, könnte man eine solche Verpflichtung nicht gerade für zu weitgehend bezeichnen. Indessen hat der Herr Minister ent= schieden, daß der Apothekenbesitzer dies nicht braucht, und so muß man sich anderweitig zu helfen suchen.

Vielfach werden aber die Bücher freiwillig vorgelegt von den Besitzern oder den Erben, wenn sie ihre Widersprüche gegen Neu= anlagen begründen wollen, wenn sie um Verlegung der Apotheken einkommen oder die Bücher gelangen als Vormundschaftsakten, bei Abschätzungen erledigter Konzessionen, endlich bei Bankerotten zur Kenntnis der Behörde. Die Zahl dieser Fälle ist nicht klein und wenn sie gehörig verwertet werden, so geben sie recht wertvolle Fingerzeige auch für die Umsatzverhältnisse der Nachbarapotheken. Von den Geschäftsbüchern, welche der Apotheker außerdem noch zu führen hat — Rezeptbuch, Warenprüfungs= und Dar= stellungsbuch — muß er nur die letzteren vorlegen. Das erstere ist er zwar zu führen verpflichtet, aber es steht darüber der Revisions= kommission eine Kontrolle nicht zu (Min.=Erl. 16. Dez. 98).

Wenn der Besitzer verpflichtet wäre, alle Rezepte zu kopieren, so würde das Rezepturbuch über den Umfang der Rezeptur Aus= kunft geben. Dies ist aber nicht der Fall; er hat nur Rezepte zu kopieren, welche nicht in der Apotheke verbleiben. Einen ungefähren Anhalt für die Größe des Umsatzes geben das Warenprüfungsbuch*) und das Darstellungsbuch, in welchem alle neu eingestellten Waren sich wiederfinden müssen. $\left(\dfrac{w \cdot 100}{33} = U\right)$, wenn es ordnungsmäßig

---

*) Inzwischen durch die neue Betriebsordnung abgeschafft.

geführt ist, endlich auch die Zahl der Monatsrezepte und deren Durchschnittswert, welche der Besitzer vorzulegen verpflichtet ist. Der Durchschnittswert eines Rezeptes schwankt zwischen 0,50—1,10, im Mittel beträgt er 0,80 M. Zahl der Rezepte $\times$ 0,80 $\times$ 365 $=$ Rezepturumsatz p. a.

Von den zugänglichen Papieren des Apothekers ist das wertvollste der Kaufkontrakt, aus welchem der gezahlte Preis hervorgeht: $^1/_8$ desselben bedeutet nach dem Handelsbrauch den Umsatz, zu welchem die Apotheke verkauft worden ist.

Einen weiteren Anhalt ergibt die Besichtigung der Apotheke für denjenigen, welcher das Verhältnis von Arbeitskräften zum Umsatz kennt, den Warenbestand zu schätzen versteht und aus dem Vorrat an Spezialitäten auf die Höhe des Reingewinnes schließen kann.

Um sichere Unterlagen für den Umsatz zu gewinnen, hat die Regierung zu Arnsberg zuerst die Veranlagungsergebnisse und die Bücher der Krankenkassen benutzt. Letztere unterliegen der Revision der Landespolizei und die Zulässigkeit der Benutzung der ersteren hat der Herr Finanzminister ausdrücklich auf die Beschwerde der Besitzer anerkannt. Die Veranlagungsergebnisse geben Auskunft über das Einkommen aus Gewerbe, die Schuldenzinsen und das Einkommen aus Grundvermögen.

Die Mitteilungen der Kassen, Kommunen, staatlichen Behörden und Korporationen geben den Kassenanteil des Umsatzes auf Heller und Pfennig, wobei natürlich die Rabatte in Abzug zu bringen sind.

Ich glaube, daß man aus all diesen Kriterien wohl bis auf eine für die Frage der Neugründung nicht in Betracht kommende Fehlergrenze Annäherungswerte erhält für den Umsatz einer jeden Apotheke und daraus den Reingewinn berechnen kann; wenigstens ist es hier, wie Stichproben gezeigt haben, stets gelungen.

Endlich kann man aus dem Prozentsatz der Kassenmitglieder unter den Konsumenten und deren feststellbaren Arzneikonsum einen Schluß ziehen auf den Arzneikonsum überhaupt.

Die Veränderung des Arzneikonsums (a) muß die Behörde verfolgen und wenn dieselbe nach der positiven Seite bedeutend ist, eine Neuanlage in Vorschlag bringen. Bedeutend heißt auch hier wieder so groß, daß entweder dadurch allein oder in Verbindung mit einer unbedeutenden oder bedeutenden Vermehrung der Einwohnerzahl für eine neue Apotheke Platz ist.

Sind diese Bedingungen erfüllt, so ist die Bedürfnisfrage be=
antwortet.

d) Mängel der Arzneiversorgung.

Da anzunehmen ist, daß der § 4 Kgl. V. lediglich exemplifi=
zierende Bedeutung hat, so sind noch andere Gründe für das Gefühl
des Mangels, die gleichwertig mit der Steigerung der Werte von
a und von s und unabhängig von diesen, wenn die Frage der
Lebensfähigkeit entschieden ist, für Neugründungen in Betracht zu
ziehen sind, erstens die Unzulänglichkeit der Arzneiversorgung und
zweitens der Schutz der Apotheke vor der Konkurrenz des Verkäufers.
Für die Landesteile, in welchen die Kgl. V. nicht publiziert ist,
ist die rechtliche Zulässigkeit der Verwertung dieser Gesichtspunkte
nicht zweifelhaft, für Altpreußen mag sie strittig sein. Es könnte
scheinen, als ob die Lebensfähigkeit der Neugründung überhaupt
nur bejaht werden könnte, wenn der Arzneikonsum oder die Zahl der
Konsumenten gestiegen sei, allein dies trifft für die Fälle nicht zu,
wo die Neuanlage mit kommunalen Mitteln durchgesetzt werden kann.

Die Interessen des Publikums an einer sicheren, schnellen und
billigen Arzneiversorgung zu wahren, ist der oberste Grundsatz bei
Neugründungen. Wegen mangelhafter Sicherheit der Arzneiversorgung
in den vorhandenen Apotheken wird eine Neuanlage allein höchst
selten notwendig werden. Immerhin kommen aber Fälle vor,
wo die Behörde die Überzeugung gewinnt, daß der vorhandene
Apotheker dem Geschäft nicht gewachsen ist, und, da die Entziehung
der Konzessionen rechtlich unzulässig ist, kein anderes Mittel zur
Herstellung der Sicherheit im Arzneiverkehr hat, als die Ausschreibung
einer neuen Apotheke.

Die Schnelligkeit der Arzneiversorgung dagegen spielt viel
häufiger eine Rolle bei Neugründungen und wird, wenn mit der
Rücksichtnahme auf die neuen Schulden der vorhandenen Apotheken
nicht aufgehört wird, in Zukunft noch einen weit größeren Raum in
den Erwägungen einnehmen. Denn je höher die Schulden der
Konkurrenzapotheken steigen, um so höher müssen Arzneikonsum und
Volkszahl wachsen, um unbeschadet der Lebensfähigkeit vorhandener
Apotheken eine Neugründung durchsetzen zu können.

Die Schulden sind es auch gewesen, welche uns von einer
schnellen Arzneiversorgung höchst minimale Begriffe haben bilden
lassen, daß wir heute noch als schnell bezeichnen, was unsere Ur=

großväter darunter verstanden, obwohl wir die Elektrizität, den Dampf, die Post und ein rasendes Tempo in der Versorgung mit anderen Bedürfnisartikeln haben. Wenn die Zeitung im entlegenen Dorfe vom Tage vorher ausbleibt, ist der Unwille groß, aber jedermann findet es natürlich, daß, um einer blutenden Wöchnerin mittels einer Medizin das Leben retten zu können, Stunden vergehen müssen. Die Kommunen und Vereine auf dem Lande kommen auf die Idee, den Chilisalpeter auf gemeinsame Kosten zu beziehen, aber die Beschaffung lebensrettender Medikamente auf dem Lande zu beschleunigen, wagt kein Mensch zu denken. Trotz dieser minimalen Vorstellung von der notwendigen Geschwindigkeit der Arzneilieferung ist das heutige Tempo denn doch der Bevölkerung zu klein gewesen.

Es sind daher auf dem Lande allenthalben von den Fabriken Abgabedepots errichtet worden oder Drogerien in überaus großer Zahl entstanden.

Diese übernehmen die Arzneiversorgung in höchst dankenswerter Absicht, so gut sie eben können, liefern aber durch ihre Existenz den Beweis, daß die Verwaltungspraxis hinsichtlich der Arzneiversorgung nicht richtig ist. Denn offenbar sinkt mit der Zahl der Drogerien der Anteil der Apotheken an der Befriedigung der Arzneiversorgung immer tiefer; es wird eine Konkurrenz geschaffen, welche der getreuen Ausübung der Kunst schädlich ist und schon deshalb ist eine Neugründung, wenn notwendig, mit Hilfe kommunaler Mittel notwendig.

Die Entblößung des platten Landes von Apotheken hat aber noch eine Reihe von hygienischen, sozialpolitischen und therapeutischen Übelständen im Gefolge, die sich kurz in den Satz zusammenfassen lassen:

Der Mangel einer Apotheke verhindert die Niederlassung eines Arztes, erschwert die Durchführung der sozialpolitischen Gesetze in technischer und finanzieller Beziehung, erschwert die Durchführung hygienischer Maßnahmen, zieht das Geld vom Lande in die Stadt, wo sich nun jede Apotheke ein kleines Verkehrszentrum bildet, verteuert die Medikamente und ist geeignet, durch langsame Versorgung Gesundheit und Leben von Menschen zu gefährden oder zu vernichten, die sonst hätten erhalten werden können.

Dies sind Übelstände, welche das Gefühl des Mangels und damit das Bedürfnis nach einer Neuanlage gewiß als begründet erscheinen lassen und es fragt sich nur, welches Tempo der Arznei= versorgung man als das zeitgemäße bezeichnen soll. Darüber sind natürlich die Ansichten verschieden. Ich meine aber, daß überall da, wo ein Arzt sich niederläßt, auch eine Apotheke hingehört und daß heute kein Konsument einen weiteren Weg als 5 Kilometer zur nächsten Arzneiversorgungsstätte haben sollte.

Jede langsamere Versorgung hinkt hinter unserer Kultur nach.

E. Der Instanzenzug.

Endlich ist die Frage der Neugründung abhängig gemacht von einem formellen Verfahren, einem Instanzenzuge, der nach dem Ministerial=Erlasse vom 13. Juli 1840 (Min.=Bl. S. 310) streng inne gehalten werden soll.

Es hat gewiß nicht in der Absicht des Gesetzgebers gelegen, damit weitere Erschwerungen der Zulassung zum Gewerbebetriebe zu schaffen, aber tatsächlich sind solche infolge dieser Vorschrift ein= getreten.

Nach der revidierten Apothekerordnung (§ 5) konnte jeder Konzessionsanwärter die Erlaubnis nachsuchen und die neueren Gewerbeordnungen vertreten sogar den Standpunkt, daß ein Kon= zessionsanwärter das Recht auf die Konzession habe, daß ihm diese nur unter bestimmten gesetzlichen Voraussetzungen versagt werden könne und geben ihm ein Rechtsmittel, die Konzession im Ver= sagungsfalle zu erstreiten. Dieses Recht, persönlich eine Erlaubnis nachzusuchen, wurde durch die Vorschrift im § 3 Kgl. V. 1811 vernichtet. Da die Neugründungen aus der Initiative der Behörden sehr langsam vor sich gingen, so schlossen sich die Konzessionsanwärter zu einem Verbande zusammen, mit dem Zwecke, Neukonzessionierungen anzuregen. Diesem gab der Herr Minister das Recht, Anträge auf Neukonzessionierungen zu stellen.

Diese Anträge haben natürlich nur den Charakter der An= regung und ersetzen die Gutachten der Lokalinstanz nicht, auf deren Konsens die Frage der Neugründung und damit das Schicksal des Projektes beruht.

Wesentlicher ist, daß der Min.=Erlaß vom 10. Februar 1892 es als eine Aufgabe der Regierungs= und Medizinalräte erachtet, durch entsprechende Anträge dafür zu sorgen, daß die Vermehrung der Apotheken gleichen Schritt hält mit der der Bevölkerung, allein auch dieser sowie der Regierungs-Präsident, dem er seine Anträge und Anregungen zu unterbreiten hat, müssen den Kreisarzt und den Landrat bezw. die Polizeibehörde zunächst hören.

Es wird einer Beweisführung nicht bedürfen, daß einer geschickten lokalen Agitation der ansässigen Apotheker gegenüber die Behörden, zumal ein auf die Praxis angewiesener Kreisarzt einen recht schweren Stand haben können, und es wird nicht verletzen, wenn ich behaupte, daß die Lokalverwaltungsbehörden in der Regel den zur Abgabe eines Gutachtens notwendigen Einblick in den pharmazeutischen Geschäftsbetrieb schon deshalb nicht besitzen, weil sie sonst mit pharmazeutischen Angelegenheiten nicht befaßt sind, und daß sie demzufolge auch leichter dazu neigen, eine Neuanlage für überflüssig zu halten als dafür einzutreten.

Wie es endlich gehalten werden soll, wenn das Einverständnis nicht vorhanden ist, darüber besagt das Gesetz nichts. Es ist aber anzunehmen, daß die Aufsichtsinstanz die Unterbehörden anweisen kann, die Neuanlage zu beantragen.

F. Surrogate der Vollapotheken.

Wo nach dem geschilderten System die Gründung einer Vollapotheke nicht möglich war, hat man Zweigapotheken der vorhandenen Apotheken zugelassen.

Die Zweigapotheke ist ein gesetzloser Zustand. Die Konzessionierung von Apotheken erfolgt auf Grund der Pr. Gew.-O. 17. Januar 1845, welche den Betrieb auf ein bestimmtes Grundstück beschränkt. Einen Betrieb in mehr als einer Niederlassungsstelle kennt dieses Landesgesetz nicht. Was auf Grund § 54 Pr. Gew.-O. konzessioniert und auf Grund der Kgl. V. 1811 errichtet wird, ist eine Anlage, in welcher der Apotheker seinen aus dem A.-L.-R. und der revidierten Ap.-O. fließenden Verpflichtungen nachkommen kann. Dies ist in einer Filialapotheke nicht möglich und deshalb kann die Konzession auch nicht auf Grund § 54 Pr. Gew.-O. erteilt werden. Der Min.-Erlaß vom 7. Februar 1848 (Anhang) spricht dies offen aus.

Anfangs gründete man Filialapotheken als Saison-Apotheken in Badeortschaften. Später suchte man in Ortschaften, die eine Vollapotheke nicht ernähren konnten, namentlich in entlegenen, das

dringende Arzneibedürfnis durch ständige Zweigapotheken zu be=
friedigen. Als dann die Zinsennot der Konkurrenzapotheken die
Möglichkeit, selbständige Niederlassungsstätten auf dem Lande zu
schaffen, immer mehr verringert hatte, griff man im Widerspruche
mit dem Min.=Erlaß vom 7. Februar 1848 zu Filialapotheken,
selbst da, wo eine Vollapotheke wohl hätte existieren können, den
Stadtapotheker aber zu sehr geschädigt hätte. Man befriedigte
unvollkommen das Arzneibedürfnis, hielt den Nachwuchs bei ge=
ringerem Lohne in der dienenden Stellung von Filialverwaltern
und gab den so gewonnenen Überschuß dem Stadtapotheker.

So ist es heute noch. Die Filialapotheke ist eine ständige
Einrichtung geworden, zu der man seine Zuflucht nimmt, 1. wenn
sie lebensfähig ist und 2. wenn entweder A. die Konkurrenz=
apotheken eine Vollapotheke nicht würden ertragen können oder
B. wenn der zu erwartende Umsatz eine Vollapotheke nicht existenz=
fähig würde erscheinen lassen.

Über die untere Grenze der Lebensfähigkeit einer Vollapotheke
und das Maximalmaß der für die Konkurrenzapotheken erträglichen
Einbuße gelten die oben aufgestellten Grundsätze. Es erübrigt
hier den Minimalumsatz einer Filialapotheke zu ermitteln.

In früheren Zeiten, als die Apotheken zur Produktion von
Arzneimitteln noch eines kostspieligen Apparates und eines noch
kostspieligeren Personals bedurften, war der Betrieb in einer Voll=
apotheke wesentlich teurer als derjenige in einer Filiale. Heute,
wo die Mehrzahl der Apotheken nichts weiter sind als Filialen der
Fabriken, verwischen sich die Unterschiede immer mehr, sodaß schon
heute zwischen einer Filiale mit M. 6000 Umsatz und einer Voll=
apotheke mit M. 6000 Umsatz ein Unterschied in den Bilanzen
kaum mehr besteht.

Das Warenkonto der Filiale, die ja nicht alles zu führen
pflegt, wird sich zu dem der Mutterapotheke wie $\frac{30}{100}$ U : $\frac{33}{100}$ U
im Mittel verhalten und, wenn nicht der Handverkauf unverhältnis=
mäßig großen Anteil am Umsatz hat, im Mittel mit $\frac{30}{100}$ U nicht
zu niedrig bewertet sein. Den Mietspreis einer Wohnung für den
Gehilfen und der Geschäftsräume, bestehend aus der Offizin, dem
Geschäftszimmer und zwei kleinen Vorratsräumen, schätze ich auf
M. 300, die Einrichtung exkl. Waren auf M. 4000 und die

sonstigen Unkosten auf M. 200 p. a. Da der Besitzer mindestens M. 400 Reingewinn und der approbierte Verwalter, abgesehen von freier Wohnung, M. 2000 Gehalt verlangen, so ist

$$U = \frac{30}{100} U + 300 + \frac{5}{100} \cdot 4000 + 200 + 400 + 2000$$

= 4500 rund und bei einem Arzneikonsum von M. 1,50 bestände die Filiale unter 3000 Einwohnern.

Eine Vollapotheke würde, wenn der Besitzer sich mit M. 3000 Reingewinn begnügen wollte, erst bei einem Umsatz von

$$U = \frac{33}{100} U + 500 + \frac{5}{100} \cdot 7000 + 200 + 3000$$

= 6600 M. lebensfähig sein und einen Konsumentenkreis von 4500 erfordern.

Die Geringfügigkeit dieser Differenzen (1500 in den Konsumenten, 2100 in den Umsatzziffern) beschränkt die Möglichkeiten, Filialapotheken allein aus dem Grunde zu errichten, weil die Vollapotheke nicht lebensfähig sein würde, auf ein geringes Maß.

Die Voraussetzung der Gründung von Filialapotheken ist heutzutage auch viel häufiger die Rücksichtnahme auf die Schulden der Stadtapotheker und, da diese immer mehr wachsen, wird man in Zukunft auch die Zahl der Filialen zu=, die der Landapotheken relativ abnehmen sehen.

Dieser Zustand und diese Entwicklung aber sind bedauerlich, denn die Filialapotheke ist nicht nur eine ungesetzliche, sondern in der Regel eine ungenügende und niemand befriedigende Arznei=versorgung.

Da der Verwalter nämlich niemals so „dahinterher" ist wie ein Besitzer und das Vertrauen der Landbevölkerung zu einer Halb=apotheke nicht so groß ist als zu einer Vollapotheke, da die Filiale tatsächlich nicht alles führt, sondern vieles erst aus der Mutter=apotheke kommen lassen und das Publikum vertrösten muß, so erreicht sie niemals den Umsatz, den eine Vollapotheke an derselben Stelle erreichen würde. Kommt dann noch hinzu, daß der Ver=walter trinkt, radfährt oder sich für „zu schade" hält, die Land=bevölkerung zu bedienen, und das Publikum schlecht behandelt, so kann es sich ereignen, daß es der Filiale nicht gelingt, ein ergiebiges Absatzgebiet aufzuschließen, ja, daß die Bevölkerung lieber den Weg zur nächsten Vollapotheke in den Kauf nimmt, und daß der Umsatz der Filiale nicht steigt mit der Zeit, sondern mehr und mehr abnimmt.

Eine Filiale wird im Durchschnitt auch schlechter verwaltet als eine Vollapotheke. Abgesehen davon, daß das Auge des Besitzers selten auf dem Betriebe ruht und der Verwalter aus noch zu erwähnenden Gründen die Lust verliert, ist der Besitzer zu Ausgaben, welche seine Überschüsse vermindern, schwer zu bewegen. Und wenn es einerseits Geld kostet, Ordnung und Reinlichkeit im Betriebe dauernd zu erhalten, anderseits aber der Gehilfe sich mit Geldforderungen der Gefahr einer Kündigung aussetzt, so ist es kein Wunder, daß die Filiale, wenn ihre Überschüsse nicht erheblich sind, verfällt. Der Verwalter muß in solchen Fällen die Waren nehmen ohne zu mäkeln, und das Beste senden die Besitzer auch nicht immer. Alle Übelstände der Verschuldung der Mutterapotheke werden sich natürlich auf die Tochterapotheke vererben, und die Gründung von Filialapotheken allein aus dem Grunde, weil die Stadtapotheken verschuldet sind, in Ortschaften, wo Vollapotheken existieren können, heißt die Übelstände der Verschuldung der Apotheken von der Stadt auf das Land tragen.

In Filialapotheken sind selten zufriedene Verwalter zu finden, mögen sie verheiratet sein oder nicht. Sie ärgern sich alle, daß sie in jedem Jahre die Überschüsse in die Stadt an einen vielleicht gleichaltrigen, nicht besser qualifizierten Besitzer abgeben müssen. Ihr Einkommen ist kärglich und reicht nur unter Entbehrungen aus, eine Familie zu ernähren, und ihr Leben ist trostlos, zum Alkoholismus reizend, wenn sie unverheiratet sind. Da die Mehrzahl bereits im vorgeschrittenen Alter sich befindet, die für eine neuen Konzession bald „reif" ist, so ist ihr Denken quälendes Wechselspiel zwischen dem Hoffen auf die neue Konzession und der Enttäuschung über die häufigen Nieten, die sie beim Lotteriespiel der Bewerbung gezogen haben. Sie leben nur in der Zukunft und was das Leben ihnen bieten könnte, hat keinen Reiz. Das Gefühl, daß das Recht auf Niederlassung und Selbständigkeit ihnen gesetzlich zwar in hinreichendem Maße gewährleistet ist, aber beschränkt wird durch die Apothekenrentner, macht sie um so verbitterter, als nach Durchführung der Unverkäuflichkeit der Konzessionen die Hoffnung, sich auch einmal als „Rentner" zu sehen, ihnen nicht mehr winkt.

Für die Gemeinde endlich genügt die Filiale weder als Arzneiversorgungsstätte noch als Verkehrszentrum. Man erstrebte eine eigene Apotheke, weil man Zeit und Wege sparen wollte zur Stadtapotheke und es müde war, das Geld für Arzneimittel in die Stadt zu tragen. Die Filiale macht das Dorf der Stadt gegenüber nach wie vor nicht nur in der Höhe der Überschüsse der Filiale tributpflichtig, sondern die Bewohner tragen, wenn sie die Vollapotheke besuchen und dabei gleichzeitig auch andere Bedürfnis= artikel einhandeln, noch mindestens ebensoviel Geld nebenher in die Stadt.

Es liegt auf der Hand, daß diese Übelstände irreparabel sind, wenn man an dem Grundsatze festhält, an Stelle von Vollapotheken Filialen zu gründen um der Schulden der Konkurrenzapotheker willen, und ebenso, daß nach Ablösung der Schulden die Filial= wirtschaften mit Leichtigkeit beseitigt werden könnten

1. wenn man dem Besitzer kleinerer Landapotheken die Besitzer= jahre bei späteren Bewerbungen um größere Konzessionen anrechnet auf die Anciennität,
2. durch kommunale Zuschüsse,
3. durch Konzessionierung von Kommunalapotheken.

Wenn man dem Konzessionar kleiner, unverkäuflicher, schwer zu besetzender Landapotheken die Besitzerjahre unter den Seite 46 formulierten Bedingungen bei der Bewerbung um bessere Konzes= sionen anrechnet und ihm so ein gewisses Avancement in Aussicht stellt, oder für bestimmte Ortschaften die dort verbrachten Jahre als Kriegsjahre anrechnet und doppelt zählt, so wird man fast überall an Stelle der Filialen Vollapotheken errichten können, weil der Besitzer dann eine Zeit lang auch mit einem Gehalt von 2400 M. auskommen kann und zufrieden dabei ist.

Kommunale Unterstützungen sind überall mit Leichtigkeit zu erlangen.

Nehmen wir an, daß bei einer Filialapotheke mit dem Minimalumsatz von 4500 M. 400 M. Überschüsse und 400 M. Arzneikonsum in die Stadt getragen werden, so würde die Ge= meinde, da zur Vollapotheke 2100 M. Umsatz = 1260 M. ca. Rein= gewinn mehr gehören, tatsächlich nur 1260—800 = 460 M. Mehr= kosten zu tragen haben, um in den Besitz einer Vollapotheke zu gelangen. Je höher aber der Umsatz der Filiale ist, je berechtigter die Hoffnung, daß mit dem Angebot der Arzneikonsum und Umsatz oder daß die Bevölkerungszahl steigen werden, um so vorübergehender und kleiner sind die Zuschüsse, um so geringer ist das Risiko der Gemeinde und um so leichter wird sie sich bereit finden, das Unternehmen zu unterstützen.

Von der Unterstützung von gewerblichen Apotheken bis zur Errichtung nicht gewerblicher Vollapotheken ist der Weg für die Kommunen nicht weit, gangbar, praktisch und rechtlich einwandfrei.

Man hat gesagt, daß Apotheken nur an physische Personen verliehen werden könnten und daß deshalb die Erteilung von Apothekenkonzessionen an Korporationen 2c. nicht in den Rahmen der heutigen Apothekengesetzgebung passe. Dies ist unzweifelhaft richtig für gewerbliche Apotheken, die nach § 26 u. 54 Pr. Ap.-O. als Wirtschaftskonzessionen nur an natürliche Personen verliehen werden können, und wenn man sich auf den Standpunkt stellt, daß die kommunale Apotheke gewerblichen Zwecken diene und andere als gewerbliche Konzessionen nicht verliehen werden könnten. Unter die Bestimmungen der Gew.-O. würde aber weder die Kassen- noch die Kommunalapotheke fallen, selbst wenn sie Überschüsse erzielen. Das Pr. Ober-Trib. hat am 18. April 1877 (Oppenh. Rechtspr. Bd. 18 S. 278) entschieden:

"Tätigkeiten, welche nicht auf Erwerb gerichtet sind, wie die im öffentlichen Interesse stehenden oder die überwiegend im Dienste der öffentlichen Wohlfahrt stehenden, fallen nicht unter die Gewerbeordnung."

Das Kammergericht definierte in s. Erk. vom 20. November 1884 (Entsch. Bd. XI S. 54):

"Der Gewinnzweck ist das Kriterium der Gewerblichkeit eines Unternehmens, das objektive Ergebnis von Überschüssen für sich allein, ist in keiner Weise entscheidend, und es kann von einem Gewerbebetrieb da keine Rede sein, wo jede Gewinnabsicht fehlt."

Derartige Anlagen würden danach ebensowenig als Gewerbebetriebe angesehen werden können, wie die kommunalen und konfessionellen Krankenhäuser oder die Lungenheilstätten.

Es fragt sich also nur, ob, da nach § 762 Teil II Tit. VIII Abschn. 6 A.-L.-R. nur dem Staat das Recht zukommt, zur Anlegung neuer Apotheken Erlaubnis zu geben, nur gewerbliche Konzessionen erteilt werden dürfen. Dazu zwingen u. E. weder der Wortlaut der Gesetzgebung noch die Verwaltungspraxis auf diesem und ähnlichen Gebieten. Mit dem § 462 A.-L.-R. nahm sich der Staat das Recht, Konzessionen zu erteilen. Diese wollte er (§ 463) nach den Vorschriften von Privilegien behandelt wissen, die auch an juristische Personen erteilt werden konnten. Die revidierte Apotheker-Ordnung vom 11. Oktober 1801, die in den Landesteilen, welche später einverleibt worden sind, nicht Gesetz ist und die Gewerbegesetzgebung der Jahre 1810/11 handeln allerdings nur von gewerblichen, nur an natürliche Personen verleihbaren Konzessionen; allein es erscheint zweifelhaft, ob der Staat sich damit des Rechtes begeben hat, nicht gewerbliche Anlagen zu konzessionieren. Tatsächlich hat er von diesem seinem Rechte Gebrauch gemacht. Kurz nach Erlaß der Gewerbegesetze der Jahre 1810/11 konzessionierte er die Apotheken der Militärlazarette, später die Krankenhausapotheken, im Jahre 1896 verlieh er den weiblichen Angehörigen von Orden und Diakonissinnen ein beschränktes Dispensierrecht. All diese Betriebe sind nicht gewerblicher Natur und ihre Konzessionen werden an nicht physische Personen verliehen. Ein gleiches Recht hat der Staat bei Erteilung von Krankenhauskonzessionen für sich in Anspruch genommen. Nach § 30 R.-G.-O. können Konzessionen zum Betriebe von Privatkrankenanstalten nur an physische Personen verliehen werden. Der Staat konzessioniert aber aus § 32—40 Teil II Tit. XIX A.-L.-R. vermutlich überall kommunale, konfessionelle und Kassenkrankenhäuser. Es kann also zum mindesten zweifelhaft sein, ob die Gewerbegesetzgebung, indem sie die Zulassung zur gewerblichen Ausübung der Apothekerkunst an bestimmte Bedingungen knüpfte, damit das Recht des Staates beseitigt hat, Anlagen zuzulassen, welche ohne Gewinnzweck den Zwecken der Allgemeinheit und der Wohlfahrt dienen.

Nach den oben gegebenen Berechnungen und Ausführungen kann es wohl Zweifeln nicht mehr unterliegen, daß der kommunale Apothekenbetrieb zahlreichere und bessere Arzneiversorgungsstätten gewährleisten würde als der gewerbliche.

Ein anderer Weg, das platte Land besser mit Apotheken zu versorgen, wäre der, den Diakonissinnen und katholischen Ordensschwestern Konzessionen zu erteilen zu Niederlassungen nicht gewerblicher Natur.

Aber all diese Projekte scheitern an dem Felsen der Verschuldung der vorhandenen Apotheken. Ehe man diese nicht zum Stillstand gebracht hat, ist unter der heutigen Gesetzgebung eine Fortentwicklung nicht möglich.

M. E. läßt sich dieses Hindernis ohne wesentliche Erschütterung von Vermögenswerten wenn nicht beseitigen, so doch verkleinern, wenn

1. von einem bestimmten Termin etwa vom Jahre 1950 an durch Gesetz jede weitere Anhäufung von Idealwerten untersagt wird, wenn

2. verschuldete Apotheken an Stellen mit größerem Umsatz verlegt und hier die neuen Konzessionen unter der Bedingung erteilt werden, daß bei der Veräußerung neue d. h. höhere Konzessionswerte als bereits an der alten Stelle bestanden nicht entstehen dürfen und

3. wenn die Vermehrung der Apotheken mit der Steigerung des Arzneikonsums gleichen Schritt hält,

4. wenn man von weiterer Freigabe der Medikamente Abstand nimmt.

Das Gesetz denke ich mir in folgender Fassung:

Den Inhabern von Apotheken=Konzessionen, welche in der Zeit vom 2. Nov. 1810 bis zum 30. Juni 1894 erteilt worden sind, ist die Präsentation eines Nachfolgers vom Jahre 1950 ab nur gestattet, wenn

1. dem Nachfolger eine Apotheke übergeben werden kann, welche den medizinalpolizeilich zu stellenden Ansprüchen genügt;

2. wenn für die Konzession kein höherer Wert in Rechnung gestellt ist, als der Besitzer gezahlt hat;

3. wenn für die Einrichtung und die Warenbestände, nur der reale Wert in Ansatz gebracht ist;

4. wenn eine etwa berücksichtigte Preissteigerung des Grundstückes keinen Anlaß gibt zu der Annahme, daß sie durch die Verbindung des Verkaufes der Grundstücke mit dem der Konzession bedingt sei;

5. wenn dem Verkäufer auch keinerlei andere Zuwendungen oder Vorteile für die Überlassung der Konzession seitens des Käufers gewährt worden sind bezw. in Zukunft gewährt werden sollen.

Das Vorhandensein dieser Vorbedingungen ist vor Erteilung der Genehmigung zur Weiterführung der Apotheke von der Landespolizei unter Hinzuziehung von geeigneten Sachverständigen (Apothekern und Bausachverständigen) festzustellen.

Der Käufer hat an Eidesstatt zu erklären, daß er der Bedingung zu 5 genügt habe und daß er auch in Zukunft sich danach richten wolle.

Die Konzession wird unveräußerlich, wenn der Käufer der Be=
stimmung zu 5 nachweislich zuwidergehandelt hat.

Die Verlegung verschuldeter Apotheken in Gegenden, wo ein
höherer Umsatz zu erwarten steht, ist von der Zentralstelle aus sehr
leicht zu bewerkstelligen und in einem Zeitraum von 25 Jahren
ließen sich auf diesem Wege eine große Zahl von Apotheken ab=
lösen, welche der Sanierung der Arzneiversorgung hinderlich sind.
Ein Widerstand der Apotheker dagegen wird selten bestehen. Der
Besitzer tauscht gegen die Rückgabe seiner Konzession eine Apotheke
mit höherem Umsatz ein, deren Veräußerlichkeit nur dadurch be=
schränkt ist, daß neue Idealwerte direkt oder indirekt dabei nicht
entstehen dürfen, verliert also kein Geld und erhält für den
Verzicht auf die Preissteigerung den höheren Umsatz. Der All=
gemeinheit erwüchse aber hieraus der Vorteil, daß an Stelle der
alten verschuldeten Apotheke 2 neue, die abgegebene, in eine un=
verkäufliche umgewandelte und eine Konkurrenzapotheke, entständen,
beide unverschuldbar und lebensfähig. Die verlegte Konzession mit
dem höheren Umsatz müßte unter den oben im Gesetzentwurf an=
gegebenen Beschränkungen erteilt werden.

2. Die Verleihung der Konzession.

A. Das Verfahren der Ausschreibung.

Wenn alle die Vorbedingungen der Neugründung erfüllt sind,
so ist eine Niederlassungsstelle geschaffen und es handelt sich um
die Entscheidung, wem sie zufallen soll. Es ist natürlich, daß von
dem Momente, wo die Neuanlage im Prinzipe genehmigt ist, bis
zur Eröffnung der Apotheke mehr als acht Monate in der Regel
vergehen.

Der Regierungs=Präsident berichtet an den Ober=Präsidenten.
Dieser verfügt die Ausschreibung der Stelle, welche der Regierungs=
Präsident veranlaßt. Die Bewerbungen laufen in sechs Wochen ein
und nachdem über jeden Bewerber bei dem zuständigen Regierungs=
Präsidenten, Landrat und Kreisarzt Anfrage gehalten, das Dienst=
alter ausgerechnet ist, nachdem der Regierungs=Präsident den
Würdigsten ausgesucht hat, wird an den Ober=Präsidenten berichtet.
Dieser erteilt die Erlaubnis, händigt aber die Konzession noch nicht
aus. Der Konzessionar errichtet nun die Apotheke. Diese wird
revidiert und, wenn sie probemäßig ist, dann wird die Konzession

nach einem Bericht an den Ober=Präsidenten ausgehändigt, sonst muß die Apotheke noch einmal revidiert werden. Die Zahl der Bewerber um eine Stelle beträgt 30, obwohl alle Regierungs=Präsidenten Bewerber mit geringerem Dienstalter als 10 Jahre ausscheiden und die Wahrscheinlichkeit der Zulassung ist gering.

B. Die Auswahl unter den Bewerbern.

Zuständig für die Auswahl ist eigentlich die Lokalbehörde, allein dieser Teil des Instanzenzuges wird überall ignoriert. Der Regierungs=Präsident wählt aus und schlägt vor.

Als Maßstab für die Auswahl giebt der Ministerial = Erlaß vom 13. Juli 1840 die finanzielle, moralische, intellektuell=wissenschaftliche und praktische Qualifikation und den Nachweis, daß der Bewerber noch keine Apotheke besessen hat.

a) Die finanzielle Qualifikation.

Der Ministerial = Erlaß fordert „den noch zureichenden Besitz der zum Betriebe seines Geschäfts erforderlichen Mittel". Nach den oben aufgemachten Rechnungen würden dies mindestens 10000 M. sein und nach dem Ministerial=Erlaß müßten alle Bewerber ausgeschlossen werden, welche weniger als 10000 M. Vermögen haben. Da dies zu den größten Härten führt, hat man sich damit begnügt, den Nachweis zu fordern, daß jemand bereit ist, die Summe vorzustrecken, und daß der Konzessionar ohne erhebliche Schulden ist. Das erstere könnte völlig wegfallen, den letzteren Nachweis aber müßte man festhalten und Bewerber mit einer Schuldenlast zurückweisen, wenn der zu erwartende Umsatz nicht eine Belastung mit den Schuldenzinsen verträgt. Übrigens sind falsche Angaben ohne jeden rechtlichen Nachteil für den Bewerber. Da die Konzession nicht unter der Bedingung erteilt werden kann, daß die Nachweise richtig sind und einmal bedingungslos erteilt, nicht zurückgenommen werden kann. Die Nachweise der finanziellen Qualifikation sind somit ziemlich wertlos.

b) Der Nachweis der moralischen Qualifikation

wird durch Atteste der Kreisärzte und Berichte der Lokalbehörden und der Besitzer erbracht. Erstere stellen das sogenannte Führungsattest aus und letztere berichten über die ihnen bekannt gewordenen Eigenschaften des Bewerbers, die Besitzer endlich stellen ein Zeug=

nis aus über die Dauer der Servierzeit und die Art der Führung während derselben. Dadurch gelingt es ziemlich sicher völlig moralisch minderwertige Elemente vom Besitzerstande fern zu halten. Allein zu einer Auswahl unter einer Anzahl zur engeren Wahl gestellten Bewerber sind diese Atteste nicht geeignet.

c) Der Nachweis der intellektuell-wissenschaftlichen und praktischen Brauchbarkeit

wird durch die Approbationsurkunde, die Servierzeugnisse und die Berichte der Lokalbehörden erbracht und ist geeignet für die engere Auswahl Verwendung zu finden. Am wenigsten kann auf das Zeugnis der Lokalbehörden gegeben werden, die häufig einen eben zugezogenen Gehilfen nicht kennen. Die Servierzeugnisse besagen in der Regel auch nichts. Nur, wenn der Gehilfe längere Jahre selbständig als Stellvertreter im Gewerbebetriebe tätig gewesen ist, lassen sie den Schluß auf praktische Brauchbarkeit zu, wie umgekehrt ein Bewerber, der allzukurze Zeiten in den einzelnen Apotheken tätig gewesen ist, wohl überall mit Mißtrauen betrachtet wird. Sonstige Leistungen auf dem Gebiete der praktischen Pharmazie sind gewöhnlich nicht nachweisbar.

d) Die Anciennität.

Bei der Unsicherheit und Unbrauchbarkeit der genannten Nachweise bleibt nichts übrig als das Anciennitätsprinzip zur Grundlage der Auswahl zu nehmen, d. h. den Bewerber auszuwählen, welcher die größte Anzahl von Jahren nach der Approbation aufweist.

Das Recht der Bewerbung hat jeder Apotheker, mag er Besitzer gewesen sein oder Drogist oder Fabrikant. Wollte man aber nicht lediglich die Servierjahre zählen als Anciennitätsjahre, so würde man sich der größten Ungerechtigkeit schuldig machen.

Die Ungerechtigkeit liegt auf sozialem Gebiete, wenn man Besitzerjahre als Anciennitätsjahre zählt. Der Staat hat die Pflicht stets anerkannt, zunächst die Minderbegüterten zu stützen. Wer heute imstande ist, sich eine Apotheke zu kaufen, gehört nicht zu den letzteren, und wer seine Apotheke mit Gewinn verkauft hat, erst recht nicht. Die Gewinne, welche durch den Verkauf in relativ kurzer Frist eingeheimst werden, sind z. T. exorbitant, und einem Apothekenrentner eine neue Konzession geben, hieße eine Prämie auf den Apothekenhandel setzen und das berechtigte Gefühl unter den armen Pharmazeuten erregen, als ob die begüterte Klasse vom Staate mit Geschenken bevorzugt würde. Die Ministerial=Erlasse vom 2. Dezember 1893 (Min.Bl. S. 261) und 11. Dezember 1894 schließen deshalb auch von der Konkurrenz aus alle Besitzer, welche ihre Apotheke „mit Gewinn" verkauft haben.

Die Besitzerjahre sind, so dornenvoll sie manchmal wegen der Schulden sein mögen, Herrenjahre gegenüber Servierjahren. Jeder Besitzer hat den Vorzug bereits genossen, den die Gesetzgebung hin= sichtlich des selbständigen Gewerbebetriebes gewähren kann. Es müssen also, wenn der Besitzer überhaupt zur Konkurrenz zugelassen wird, ihm die Besitzerjahre im allgemeinen von der Anciennität abgezogen werden.

Hiervon gibt es zwei Ausnahmen im Interesse der Konzessions= anwärter und der Arzneiversorgung:

1. wenn der Besitzer auf eine verkäufliche Konzession ver= zichtet,
2. wenn der Besitzer einer unverkäuflichen Personalkonzession auf dem Lande mit geringem Umsatz triftige Gründe hat, eine Konzession in der Stadt zu erstreben.

Durch Verzicht auf eine verkäufliche Konzession wird neben der ausgeschriebenen eine neue unveräußerliche Niederlassungsstätte den mittellosen Pharmazeuten erschlossen. Die Niederlassungs= freiheit wird erweitert. Dies liegt im Interesse der Konzessions= anwärter. Häufig ist die veräußerliche Konzession mit ihren Schulden ein Hindernis gegen Neugründungen und dann liegt ihre Einziehung auch im Interesse der Arzneiversorgung.

Dasselbe Interesse obwaltet nicht, wenn die Konzession, auf welche der Besitzer Verzicht leistet, unveräußerlich ist und deshalb würde es meines Erachtens nicht gerechtfertigt sein, jeden Verzicht mit einer besseren Konzession zu belohnen, es würde daraus sogar eine besondere Art von Spekulation und durch den Verkauf von Grundstücken und der Einrichtung Idealwerte entstehen. Andererseits aber ist es heilsam, den Besitzern ärmerer Apotheken einen finanziellen Aufstieg zu ermöglichen, namentlich für die Jahre, in denen sie größere Ausgaben für die Kindererziehung und in dem Fehlen von Lehrstätten auf dem Lande anerkennenswerte Gründe haben, eine städtische Konzession zu erstreben. Voraussetzung ist natürlich, daß sie geistig und körperlich noch genügend rüstig sind

und ihre Apotheken gut geführt haben. Ich würde also den Ein=
tausch gestatten ohne Abzug der Besitzerjahre:

1. wenn der Konzessionar körperlich und geistig noch genügend
   rüstig ist, um ein neues Geschäft in der in Aussicht genommenen
   Gegend eröffnen und mit Erfolg betreiben zu können;

2. wenn er sein bisheriges Geschäft einwandsfrei geführt hat;

3. wenn sein bisheriger Umsatz 18000 nicht übersteigt;

4. wenn er anerkennenswerte Gründe hat, eine Konzession in
   der Stadt zu erstreben oder sonst einen Wechsel.

Im übrigen aber würde ich die Jahre abziehen.

Der Nachweis, daß eine Apotheke mit Gewinn verkauft worden
ist oder nicht, welcher die Grundlage bildet für die Zulassung eines
Besitzers zur Konkurrenz, kann durch Vorlage des Kaufkontraktes
geführt werden. Wo ein solcher aber nicht abgeschlossen ist oder
neben demselben noch eine private Abmachung existiert, da ist er
überhaupt nicht anders zu erbringen als durch die Versicherung des
Käufers und Verkäufers. Falsche Angaben haben leider keinerlei
Rechtsnachteile für den Bewerber zur Folge.

Aus Gründen verminderter praktischer Tauglichkeit sollen
zweitens in Abzug gebracht werden alle Zeiten, welche nicht in der
praktischen Pharmacie verbracht worden sind (Min.=Erl. vom
13. Juli 1840, M.=Bl. S. 310). Die Aussichten der Konzessions=
anwärter sind in der Pharmacie heutzutage infolge der Verschuldung
der vorhandenen Apotheken keine sehr günstigen, die Servierjahre
recht drückend für einen Mann jenseits des 30. Lebensjahres, es
ist daher kein Wunder, wenn einem Gehilfen der Geduldsfaden
reißt und er in besser bezahlte mit der Pharmacie nur lose zu=
sammenhängende Berufsarten überspringt. Entscheidend für die
Abzugsnotwendigkeit außerhalb seines Faches verbrachter Jahre ist
die Tatsache, daß er „seinem Berufe entfremdet“ wurde. Da
aber das Rezeptieren die Hauptarbeit in der Apotheke darstellt und
nirgends anders als in Apotheken rezeptiert wird, so bleibt nichts
übrig, als nur die Jahre anzurechnen, während welcher der Gehilfe
hinter dem Rezeptiertisch gestanden hat.

Auch hiervon gibt es eine Ausnahme. Die Militärzeit soll
angerechnet werden.

e) Die körperliche und geistige Rüstigkeit.

Ein sehr wichtiger Nachweis ist nicht vorgeschrieben, der Nachweis der körperlichen und geistigen Tauglichkeit. Gehört einerseits zum Beginn eines Geschäfts zumal in der Großstadt ein gewisses Maß von Erfahrungen, welche nur einem reiferen Alter inne zu wohnen pflegt, so sind der erfolgreiche Betrieb und die Erwerbung eines Kundschaftskreises kaum denkbar ohne völlige Intaktheit der körperlichen und geistigen Kräfte, diese läßt sich aber jenseits des 60. Lebensjahres kaum mehr voraussetzen. In größeren Städten gehört dazu sogar ein Überschuß an Kraft und Frische, welche schon jenseits des 55. Lebensjahres nicht mehr zu finden ist. Daß unabhängig von Alter die sonstige körperliche und geistige Rüstigkeit zu prüfen ist, versteht sich von selbst.

Andere Rücksichten, politische, konfessionelle Gründe oder Verbindungen spielen nirgends eine Rolle bei der Auswahl. Bei der Präsentation sind in Arnsberg die im Anhange abgedruckten Formulare im Gebrauch.

Der so ausgewählte Apotheker bekommt zunächst die Nachricht, daß ihm die Konzession erteilt werden würde, falls er ein einwandsfreies Lokal und eine einwandsfreie Einrichtung nebst Warenvorräten der Behörde präsentiere. Er hat also noch eine weitere Bedingung zu erfüllen. Hiervon steht im Gesetz eigentlich nur, „daß die Konzession auf ein bestimmtes Grundstück" zu erteilen ist.

III.

Gesetzliche und ministerielle Bestimmungen betr. die Errichtung von Apotheken in Preußen.

A.L.R. § 462 T. II Tit. 8 Abschn. 6.

Das Recht zur Anlegung neuer Apotheken Erlaubnis zu geben kommt allein dem Staate zu.

§ 463. Dergleichen neue Konzessionen sind nach den Vorschriften von Privilegien zu beurteilen.

§ 6 Tit. I der revidierten Apotheker-Ordnung vom 11. Okt. 1801.

Wenn an einem Orte, wo bereits privilegierte Apotheken vorhanden sind, neue Apothekenprivilegia gesucht werden, so wird das Finanzdepartement zuvor mit dem Medizinaldepartement darüber konferieren, weil die zu große Konkurrenz derselben der treuen Ausübung der Kunst schädlich ist, doch müssen sich die Apotheker eines solchen Orts den gemeinschaftlichen Beschluß dieser Behörden gefallen lassen.

Königliche Verordnung wegen Anlegung neuer Apotheken, vom 24. Oktober 1811 (G.S. S. 359).

Wir Friedrich Wilhelm, König von Preußen u. s. w., haben, da die bisherigen polizeilichen Gesetze darüber, unter welchen Umständen die Anlegung neuer Apotheken zu gestatten oder zu versagen sei, unzulänglich und mangelhaft befunden worden, folgendes zu beschließen geruht:

§ 1. In Absicht der vorschriftsmäßigen Prüfung und Qualifikation der Apotheker, sowie ihrer Legitimation, um den Gewerbeschein zum Betriebe ihres Gewerbes lösen zu können, behält es bei den schon bestehenden Gesetzen sein Bewenden, und versteht es sich von selbst, daß auch, wer eine neue Apotheke anlegen will, allen desfallsigen Forderungen zu genügen hat.

§ 2. Die Anlage neuer Apotheken findet, wie in Städten, so in Flecken und Dörfern, nur statt, wenn das Bedürfnis einer Vermehrung derselben erwiesen ist.

§ 3. Wenn der Kreisphysikus im Einverständnis mit der Polizei-Behörde (in den größeren Städten sind es die Magistrate oder Polizei-Präsidien, in den kleineren Städten oder in Flecken, die unter der Kreis-Polizei stehen, ist es diese) die Anlage einer neuen Apotheke aus Gründen nötig finden, so suchen sie von der Medizinal-Deputation der Provinzial-Regierung die Erlaubnis nach.

§ 4. Für zureichende Gründe werden angenommen:
eine bedeutende Zunahme der Volksmenge,
bedeutende Erhöhung ihres Wohlstandes.

§ 5. Findet die Medizinal-Deputation die angegebenen Gründe hinreichend und klar, so erteilt sie die Erlaubnis zur Anlage einer neuen Apotheke, wenn entweder noch gar keine Apotheke an dem Orte vorhanden ist, oder wenn der oder die schon vorhandenen Apotheker nach vorhergegangener Aufforderung der Ansetzung einer neuen nicht widersprechen, oder ihren Widerspruch nicht begründen können.

§ 6. Ist die Medizinal-Deputation der Meinung, daß ein solches Widerspruchsrecht begründet sei, so überläßt sie nach der genauesten Ausmittelung aller Umstände die Sache dem allgemeinen Polizei-Departement zur Entscheidung.

§ 7. In den drei großen Städten Berlin, Königsberg und Breslau wird die Entscheidung der Frage über die Anlegung neuer Apotheken vom Polizei-Präsidio im Einverständnis mit dem Stadtphysikus allemal unmittelbar von dem allgemeinen Polizei-Departement nachgesucht.

§ 8. Dieses bestimmt, wenn der Vorteil des Ganzen die Anlegung neuer Apotheken erfordert, die Entschädigung der bis dahin bestandenen, nach den Grundsätzen des über die polizeilichen Verhältnisse der Gewerbe erschienenen Gesetzes vom 7. Sept. d. J.

§ 9. Die Bestimmung, inwiefern mit den Apotheken der kleinen Städte Gewürzkram oder Materialhandel verbunden sein dürfe, gebührt allemal den Polizei- und Medizinal-Deputationen der Provinzial-Regierungen.

Erlaß betreffend die Genehmigung von Apotheken-Neuanlagen und die Verleihung derselben an die Bewerber, vom 13. Juli 1840 (Min.Bl. S. 310).

Es sind in der letzteren Zeit Anträge auf die Erteilung der Konzession zur Anlegung einer neuen Apotheke so häufig gemacht und in einem Wege verfolgt worden, welcher mit den desfalls erlassenen Anordnungen durchaus nicht im Einklange steht, daß es für notwendig erachtet werden muß, die hierüber festgestellten, in jedem einzelnen Falle ohne Ausnahme strenge zu beachtenden Vorschriften zur allgemeinen Kenntnis gelangen zu lassen.

In Gemäßheit der Allerh. Verordnung vom 23. Oft. 1811 müssen die Anträge wegen Einrichtung einer neuen Apotheke an einem Orte von der betreffenden Orts-Behörde und dem Kreisphysikus ausgehen. Wird von diesen beiden im Einverständnis die Anlegung einer neuen Apotheke für notwendig erachtet, so beantragen sie dieselbe bei der Königlichen Regierung unter ausführlicher Erörterung der dafür sprechenden Gründe. Für zureichende Gründe werden angenommen: eine bedeutende Vermehrung der Volksmenge, bedeutende Erhöhung des Wohlstandes. Hierfür muß eine genaue auf spezielle Angaben gestützte Nachweisung geliefert werden, und in einzelnen vorkommenden Fällen ist den oben aufgestellten Bestimmungsgründen nur noch die Berücksichtigung der Hindernisse beizufügen, welche etwa aus besonderen obwaltenden Lokalverhältnissen hinsichtlich der Kommunikation mit dem Orte, an welchem sich bereits eine Apotheke befindet, für die auf dieselbe angewiesene Umgebung sich herausstellen sollten. Befinden sich an dem Orte, für welchen die Errichtung einer neuen Apotheke in Antrag gebracht werden soll, bereits eine oder mehrere Apotheken, so sind resp. der oder die vorhandenen Apotheken zuvörderst mit ihren etwa dagegen zu machenden Widersprüchen zu hören und letztere, von einem gründlichen Gutachten darüber begleitet, in den an die Königl. Regierung zu erstattenden Bericht mit aufzunehmen. Die letztgenannten Behörden haben nunmehr, eventl. durch veranlaßte Rückfragen zur näheren Aufklärung der obwaltenden, hierbei als maßgebend zu betrachtenden Verhältnisse, den an dieselbe dem Obigen gemäß gerichteten Antrag einer sorgfältigen Prüfung zu unterwerfen und entweder den nicht für gehörig begründet erachteten Antrag, einen gehörig motivierten, gutachtlichen Bericht an das betreffende Königl. Ober-Präsidium zu erstatten. Von diesem ressortiert demnächst die definitive Entscheidung, mit Ausnahme der Stadt Berlin, in welcher dieselbe dem Königl. Ministerium der geistlichen, Unterrichts- und Medizinal-Angelegenheiten vorzubehalten und also von dem Königlichen Polizei-Präsidium auch an dieses zu berichten bleibt.

Aus der obigen Feststellung des hierbei überall strenge zu beachtenden Instanzenzuges leuchtet zugleich ein, daß alle und jede Gesuche, welche sich auf die Errichtung einer neuen Apotheke an einem Orte beziehen, zuvörderst an die betreffende Orts-Behörde und den betreffenden Kreisphysikus gerichtet werden müssen. Was nun, für den Fall, daß die Anlegung einer neuen Apotheke an einem Orte als statthaft anerkannt sei und um die Verleihung der Konzession dazu sich mehrere Apotheker beworben haben sollten, die Entscheidung der Frage betrifft, welchem von den Bewerbern die in Rede stehende Konzession zu erteilen sei, so ist hierbei ein ähnliches Verfahren zu beobachten. Es haben daher die betreffende Orts-behörde und der Kreisphysikus in dem von ihnen an die betreffende Königl. Regierung wegen Anlegung einer neuen Apotheke zu richtenden Antrage zugleich diejenigen Apotheker namhaft zu machen, welche sich um die Erteilung der fraglichen Konzession beworben haben, und demnächst unter ausführlicher Erörterung der Gründe sich gutachtlich darüber zu äußern, welchem von den Bewerbern der Vorzug einzuräumen sein möchte. Die Königl. Regierung und resp. das Königl. Polizei-Präsidium zu Berlin prüfen die gemachten Vorschläge und legen dieselben in einem darüber zu erstattenden gutachtlich motivierten Berichte dem betreffenden Königl. Ober-Präsidium (für Berlin dem Königl. Ministerium der geistlichen, Unterrichts- und Medizinal-Angelegenheiten) zur Entscheidung vor. Um nun den Behörden für die hierzu erforderliche Beurteilung einen Maßstab an die Hand zu geben, hat ein jeder Apotheker, welcher sich um die Erteilung der Konzession zur Anlegung einer neuen Apotheke an einem Orte bewirbt, mit seinem desfallsigen Gesuche zugleich ein vollständiges curriculum vitae einzureichen, welchem die

Zeugnisse über seine Führung während der Lehr= und Servierjahre, die durch Ablegung der Staatsprüfung erworbene Approbation, ein Nachweis für seine Beschäftigung und über seine Führung nach erlangter Approbation, der genügende Nachweis darüber, ob er auch die zur Etablierung einer Apotheke und die zum Betriebe des Geschäftes erforderlichen Mittel besitze, die Angabe, ob er bereits eine Apotheke besessen habe und wodurch er den Besitz derselben aufzugeben veranlaßt worden sei, und die nähere Anführung der Umstände beizufügen sind, auf welche einen besonderen Anspruch zu begründen er sich glaube berechtigt halten zu dürfen.

Indem das Ministerium die Königl. Regierung auffordert, obige Vorschriften durch die Amtsblätter zur öffentlichen Kenntnis zu bringen, teilt solches derselben zugleich zur besonderen Richtschnur hinsichtlich der zu treffenden Wahl unter den verschiedenen Bewerbern um die Konzession zur Anlegung einer neuen Apotheke an einem Orte die hierbei zum Grunde zu legenden Prinzipien mit, welche nach dem Se. Majestät dem Könige hierüber gehaltenen Vortrage von Allerhöchstdenselben durch die Allerhöchste Kabinets=Ordre vom 30. Juni v. J. genehmigt worden sind und strenge befolgt werden müssen, wenn bei den bedeutenden Vorteilen, die der Gewählte erlangt, und bei dem mithin hierunter auf das wesentlichste beteiligten Interesse der einzelnen Bewerber nicht zu begründenden Beschwerden über den einem der Bewerber gewährten unverdienten Vorzug Veranlassung gegeben werden soll:

Die hierbei zu berücksichtigenden Punkte sind:

1. Die Führung und Applikation des Bewerbers während seiner Lehr= und Servierjahre, die von ihm bei der abgelegten Staatsprüfung gezeigte geringere oder höhere Qualifikation.

2. Das frühere oder spätere Datum der Approbation als Provisor, welche ihm auf den Grund des bestandenen Staats=Examens erteilt worden ist.

3. Die Führung und Leistungen nach empfangener Approbation, ob derselbe sich ununterbrochen dem Apothekergeschäft gewidmet hat und dabei eine immer höhere Ausbildung in seinem Fache sich zu erwerben bemüht gewesen ist, dadurch also auch zu desto besseren Erwartungen hinsichtlich der künftigen Verwaltung seiner eigenen Apotheke berechtigt oder ob dieses nicht der Fall ist, ob er vielleicht durch die Übernahme anderweitiger Geschäfte auf einige Zeit seinem eigentlichen Berufe mehr oder weniger sich entfremdet hat.

4. Die frühere oder spätere Meldung zur Konzessions=Erteilung zur Anlegung der Apotheke, und

5. Der nachzuweisende Besitz der zum Betriebe seines Geschäftes erforderlichen Mittel.

6. Anderweitige Verhältnisse, welche zu gunsten des einen oder anderen Bewerbers sprechen, z. B. unter Voraussetzung übrigens ganz gleicher Qualifikation, die Anerkennung von Verdiensten, welche der Bewerber durch vorzügliche Leistungen irgend einer Art sich erworben hat u. s. w.

4*

Es bedarf wohl keiner Befürwortung, daß nicht ein einzelner dieser Punkte als der allein bestimmende betrachtet werden kann; denn wollte man als solchen z. B. die früher oder später stattgefundene Meldung gelten lassen, so dürfte nur jeder Apotheker unmittelbar nach erhaltener Approbation mit den Anmeldungen für verschiedene Orte, in welchen die früher oder später eintretende Statthaftigkeit der Anlegung einer neuen Apotheke vorauszusehen ist, sich beeilen, um vor allen späteren, in jeder andern Hinsicht vielleicht bei weitem vorzüglicheren Bewerbern den Vorzug zu erlangen. Nur die unparteiische Berücksichtigung aller dieser Momente und das Resultat der sorgfältigen Abwägung der einzelnen gegen einander darf daher die zutreffende Wahl begründen.

Schließlich bemerkt das Ministerium nur noch, daß einem Apotheker, welcher bereits eine Apotheke besessen hat, die Konzession zur Erlangung einer neuen Apotheke nicht zu erteilen ist, wenn nicht besondere Umstände obwalten, durch welche eine hierunter zu machende Ausnahme gerechtfertigt erscheinen dürfe, in welchem Falle jedoch jedesmal die Genehmigung des Ministeriums dazu einzuholen ist.

Erlaß vom 12. Sept. 1840.

Auf den Bericht vom . . . . . ., das Verfahren bei der Konzessionierung neuer Apotheken betreffend, wird der Königl. Regierung hierdurch eröffnet, daß in der Zirkular-Verfügung vom 13. Juli d. J. auf die frühere Verfügung vom 24. Okt. 1811 zurückgegangen worden und die in letzterer gegebene weitere Ausführung des Ausdrucks „Polizei-Behörde" nicht minder auch jetzt noch geltend ist. Die Teilnahme der Kreis-Behörde (des Landrats) kann bei der Entscheidung über Statthaftigkeit der Anlegung einer neuen Apotheke, wenn es sich nicht von derselben an einem Orte handelt, in welchem eine vom Landrat unabhängige besondere Polizei-Behörde besteht, um so weniger ausgeschlossen bleiben, als die Erteilung der Konzession für kleinere Orte ebensowohl, und in vielen Fällen noch mehr als der Ort selbst, die Umgegend in Betracht kommt, und daher als die eigentliche Orts-Behörde nicht bloß der betreffende Bürgermeister, sondern die Kreis-Behörde angesehen werden.

Es steht mithin der Bekanntmachung der Zirkular-Verfügung vom 13. Juli d. J. nichts entgegen und die Königl. Regierung hat solche demnach nunmehr zu veranlassen.

A.Gew.O. 17. Januar 1845 (G.S. S. 41).

1. Erfordernis einer besonderen polizeilichen Genehmigung.

§ 26. Eine besondere polizeiliche Genehmigung ist nur erforderlich:

2. zu dem Beginn solcher Gewerbe, bei welchen entweder
   a) durch den ungeschickten Betrieb; oder
   b) durch Unzuverlässigkeit des Gewerbetreibenden in sittlicher Hinsicht das Gemeinwohl oder die Erreichung allgemeiner polizeilicher Zwecke gefährdet werden kann.

2. Gewerbetreibende, welche einer besondern polizeilichen Genehmigung
bedürfen.

§ 42. Ärzte, Wundärzte, Augenärzte, Zahnärzte, Geburtshelfer, Apotheker
und Unternehmer von Privat-Kranken- und Privat-Irrenanstalten bedürfen einer
Approbation des Ministeriums der Medizinal-Angelegenheiten.

3. Besondere Bestimmungen.

§ 54. Außer der Approbation (§ 42) bedürfen Apotheker, welche sich nicht
im Besitze eines Realprivilegiums befinden, einer Konzession des Ober-Präsidenten,
in welcher der Ort und das Grundstück, wo das Gewerbe betrieben werden soll,
bestimmt sein muß.

Titel III.

Umfang, Ausübung und Verlust der Gewerbebefugnisse.

§ 59. Wer zum selbständigen Betriebe eines stehenden Gewerbes befugt
ist, unterliegt dabei nur denjenigen Beschränkungen, welche durch gesetzliche oder
polizeiliche Bestimmungen angeordnet sind. Insbesondere darf er an seinem
Wohnorte in festen Verkaufsstätten die Erzeugnisse oder sonstigen Gegenstände
seines Gewerbebetriebes feilhalten, auch in und außer seinem Lokale bestellte
Arbeiten vornehmen, ingleichen verkaufte Waren versenden, und, soweit es nach
Titel IV zulässig ist, auf Märkten verkehren. Er ist befugt, die zu dem Betriebe
seines Gewerbes erforderlichen Materialien und Werkzeuge zu verfertigen und
unter Beachtung der dieserhalb bestehenden Vorschriften überall anzukaufen und
ankaufen zu lassen.

Zum Feilhalten und Anbieten der gewerblichen Erzeugnisse oder Dienste
auf Straßen oder an anderen öffentlichen Orten außer der gewöhnlichen Marktzeit
oder außerhalb der zum Marktverkehr bestimmten Plätze bedarf es der besondern
Erlaubnis der Ortspolizei-Obrigkeit.

§ 60. In Ansehung der Befugnis der Gewerbetreibenden mit kaufmännischen Rechten, auch im Umherreisen entweder selbst, oder durch Gehülfen,
Warenbestellungen zu suchen oder zum Behufe des Wiederverkaufs Waren aufzu-
kaufen, behält es bei den bestehenden Vorschriften sein Bewenden: es soll jedoch
diese Befugnis fortan nirgends mehr davon abhängig sein, daß der Gewerbetreibende oder der Gehilfe einer der christlichen Kirchen angehört.

§ 61. Die Befugnisse zum Gewerbebetriebe können durch Stellvertreter
ausgeübt werden; diese müssen jedoch nicht nur den für den selbständigen Gewerbebetrieb im allgemeinen, sondern auch den für das in Rede stehende Gewerbe
insbesondere vorgeschriebenen Erfordernissen genügen.

§ 62. Nach dem Tode eines Gewerbetreibenden darf das Gewerbe für
Rechnung der Witwe während des Witwenstandes, oder wenn minderjährige Erben
vorhanden sind, für deren Rechnung durch einen nach § 61 qualifizierten Stellvertreter betrieben werden, insofern die über den Betrieb einzelner Gewerbe bestehenden besondern Vorschriften nicht ein anderes anordnen. Dasselbe gilt während
einer Kuratel oder Nachlaßregulierung.

§ 64. Neue Real=Gewerbeberechtigungen dürfen fortan nicht mehr begründet werden.

§ 65. Die zur Zeit noch bestehenden Real = Gewerbeberechtigungen können auf eine andere gesetzlich qualifizierte Person in der Art übertragen werden, daß der Erwerber die Gewerbeberechtigung für eigne Rechnung ausüben darf.

§ 66. Bei Erteilung der polizeilichen Genehmigung zu einer gewerblichen Anlage der in den §§ 27, 37 und 38 bezeichneten Arten, imgleichen zur An= legung von Apotheken und von Privat=Kranken= und Privat=Irrenanstalten, sowie zu Schauspielunternehmungen kann von der genehmigenden Behörde den Umständen nach eine Frist festgesetzt werden, binnen welcher die Anlage oder das Unter= nehmen bei Vermeidung des Verlöschens der Genehmigung begonnen und ausge= führt, und der Gewerbebetrieb angefangen werden muß. Ist eine solche Frist bestimmt, so erlischt die erteilte Genehmigung, wenn der Inhaber nach Empfang derselben ein ganzes Jahr verstreichen läßt, ohne davon Gebrauch zu machen.

Eine Verlängerung der Frist kann von den Behörden bewilligt werden, so= bald erhebliche Gründe nicht entgegenstehen.

§ 67. Hat der Inhaber einer solchen Genehmigung (§ 66) seinen Ge= werbebetrieb während eines Zeitraumes von 3 Jahren eingestellt, so erlischt dieselbe.

Erlaß, betreffend die Konzessionierung v. Filial=Apotheken v. 7. Febr. 1848.

Auf den Bericht vom . . . . . eröffne ich der Königl. Regierung, daß die Konzessionierung von Filial=Apotheken im ganzen unstatthaft ist, der Erteilung von Konzessionen zu neuen Apotheken=Anlagen, wenn auch nicht sogleich, doch später hinderlich werden und das Fortkommen befähigter Apotheker mehr noch, als ohne= hin schon der Fall ist, erschweren und beeinträchtigen kann. Nur in Rücksicht darauf, daß die Konzessionen zu den Filial = Apotheken in N. und N. durch den Herrn Ober=Präsidenten oder doch mit dessen Genehmigung bereits erteilt worden sind, will ich meine Zustimmung dazu nicht versagen.

In der revidierten Apotheker=Ordnung vom Jahre 1801 ist der Fall der Konzessionierung von Filial = Apotheken überhaupt garnicht vorgesehen, wohl aber Tit. I § 14 der Haus = Apotheken der Ärzte und Wundärzte erwähnt. Mögen diese auch nur eine unvollkommene Abhilfe des Bedürfnisses gewähren, so ist doch, was die von der Königl. Regierung geschilderten Nachteile der Haus = Apotheken betrifft, nicht zu verkennen, daß diese Schilderung von der irrigen Voraussetzung ausgeht, als finde auf solche Apotheken keine Aufsicht statt, wobei die betreffenden Bestimmungen des genannten Paragraphen der Apotheker = Ordnung sowohl, als die späteren diesfälligen Anordnungen außer Acht gelassen sind.

Filial=Apotheken sind zu keiner Zeit bleibende, vielmehr von Zeit und Um= ständen abhängige, vorübergehende Einrichtungen gewesen und daher besonders für Badeorte während der Badezeit passend erachtet und gestattet worden. Hiernach richtet sich auch der Vorteil, der aus einer solchen Anstalt zu ziehen ist. Das Geschäft muß soviel abwerfen, daß mit der Leitung desselben ein examinierter und vereidigter Gehilfe beauftragt werden kann. Sobald der Gewinn so hoch steigt, daß auch nur mit mäßigen Ansprüchen während des ganzen Jahres eine Haushaltung dabei bestehen kann, so steht der Erteilung der Konzession zu einer neuen Apotheken = Anlage nichts weiter im Wege. Es könnte sonst leicht dahin kommen, daß zwei Apotheken nur einen Besitzer haben. Daher können auch die in N. und N. eingerichteten Filial=Apotheken nicht für dauernd angesehen werden. Hierauf hat die Königl. Regierung die betreffenden Apothekenbesitzer sowohl, als die mit der Leitung des Geschäfts von ihnen beauftragten Gehilfen noch besonders aufmerksam zu machen, letzteren auch zu eröffnen, daß selbst aus einer längeren Verwaltung der Filial=Apotheke ihnen kein Anspruch auf die Verleihung der Kon= zession erwachse, wenn die Errichtung selbständiger Apotheken in den genannten Orten für nötig erachtet werden sollte.

Daß die Königl. Regierung die Konzessionen zu den Filial = Apotheken nur auf Kündigung erteilen will, stimmt ganz mit dem Vorstehenden überein und wird gebilligt, indessen dürfte es doch angemessener sein, dieselben immer nur für einen bestimmten, etwa dreijährigen Zeitraum zu erteilen.

Für jetzt hat die Königl. Regierung der ferneren Konzessionierung von Filial=Apotheken Anstand zu geben und in besonderen Fällen, die etwa eine Aus= nahme notwendig erscheinen lassen möchten, jedesmal an mich zu berichten.

Erlaß vom 29. Juni 1854.

Dem Königl. Ober=Präsidium erwidere ich auf den gefälligen Bericht vom . . ., daß die Errichtung von Filial=Apotheken aus entscheidenden Gründen nicht ratsam ist und daher auch für N. nicht genehmigt werden kann.

Wenn die Verhältnisse in N. die Anlage einer Apotheke so dringend wünschens= wert machen, wie die Regierung in dem Berichte vom . . . . . angibt, so wird auch eine selbständige Apotheke daselbst bestehen können. Ist die Anlage einer solchen Apotheke aber zur Zeit noch nicht gerechtfertigt, so muß gewartet werden, bis die Verhältnisse sich dementsprechend entwickelt haben.

Rund=Erlaß betreffend die Rücksichten, welche bei Ausschreibung von Konzessionen zur Anlage neuer Apotheken zu nehmen sind, vom 25. Sept. 1866 (Min.Bl. S. 194).

Ew. Exzellenz haben den Bericht der Regierung zu N. über den Verkauf der Apotheke zu N. mit der Bemerkung begleitet, wie es nötig erscheine, daß den ersten Erwerbern einer Apotheken = Konzession die Genehmigung zur Veräußerung des Geschäfts an einen qualifizierten Nachfolger nur dann erteilt werde, wenn der erste Erwerber nicht mehr imstande sei, der Offizin ordnungsmäßig vorzustehen.

Da ein solcher Grundsatz zur Zeit nicht besteht, so habe ich daher selbst= verständlich bei Entscheidung des vorstehenden Spezialfalles keinen Gebrauch machen können, vielmehr die Regierung in N. angewiesen, dem qualifizierten Bewerber in N. die Konzession zur Fortsetzung des Geschäftsbetriebes zu erteilen. Aber auch ab= gesehen von dem Spezialfall kann ich den von Ew. Exzellenz empfohlenen Grundsatz nicht billigen, weil er auf dem Gebiet des Gewerbebetriebs keine innere Berechtigung hat und den Zweck, die Ausbeutung der unentgeltlich verliehenen Konzession zu einer bloßen Geldspekulation zu verhindern, nur sehr unvollkommen erreicht. Das wirksamste und nach Lage der Gesetzgebung über die Apotheken-Konzessionen allein zulässige Mittel, diesem auch von mir anerkannten Übelstande entgegenzuwirken, liegt in Ew. Exzellenz Hand und besteht darin, daß bei Behandlung der Anträge auf Verleihung neuer Apotheken-Konzessionen weniger auf die Interessen der bestehenden Apotheken und mehr auf das Bedürfnis der Bevölkerung Rücksicht genommen wird. Wenn bei dem Verkauf einer erst seit 2 Jahren im Betrieb befindlichen Apotheke ein solcher Gewinn gemacht wird wie bei der Apotheke in N., so zeigt dies, daß das Bedürfnis ihrer Anlegung nicht rechtzeitig erkannt worden ist.

Ich kann daher nur wiederholt ganz ergebenst empfehlen, die Anlegung neuer Apotheken, wo sich ein Bedürfnis dafür fühlbar macht, tunlichst zu fördern.

Minist.-Verf. vom 14. Februar 1868.

Hinsichtlich des Monitums, daß die in der Filial-Apotheke zu N. fehlenden Lokale der Materialstube, der Kräuterkammer, des Trockenbodens und der Giftkammer in einer, wenngleich geraumen Frist herzustellen seien, muß bemerkt werden, daß diese Räumlichkeiten daselbst in der Vollständigkeit, wie in einer selbständigen Apotheke füglich nicht verlangt werden dürfen. Mit Rücksicht darauf, daß die Filiale sämtliche Drogen und Präparate fertig aus der Mutter-Apotheke bezieht, ist es für genügend zu erachten, wenn daselbst zur Aufbewahrung der größeren Sendungen von Arzneisubstanzen eine gemeinschaftliche Materialkammer sowohl für die trocknen Drogen und Präparate, als auch für die Vegetabilien eingerichtet ist.

Eines besonderen Kräuter- und Trockenbodens wird es daher in einer Filial-Apotheke nicht bedürfen. Statt einer Giftkammer aber wird daselbst ein vorschriftsmäßig aufzustellender Giftschrank vollkommen genügen.

Ebenso wird sich die Einrichtung des Laboratoriums im wesentlichen nur auf die Herstellung eines Dampfdekoktoriums und einer Feuerung nebst den erforderlichen Apparaten zur Bereitung von Galenischen Mitteln beschränken dürfen, welche nicht wohl vorrätig gehalten werden können.

Im Keller endlich bedarf es nur einer kleinen abgesonderten Räumlichkeit für die Aufstellung derjenigen geringen Vorräte, deren Natur eine Bewahrung an einem kühlen Orte erfordert.

Rund-Erlaß betreffend die Anlage von neuen Apotheken in den Grenzdistrikten der Provinzen, vom 21. Sept. 1870.

Es ist wiederholt vorgekommen, daß in einigen Regierungsbezirken unmittelbar an der Grenze eines anderen Bezirks selbständige oder Filial-Apotheken errichtet worden sind, ohne daß bei solcher Gelegenheit auf die Apotheken-Verhältnisse in den Regierungsbezirken der benachbarten Provinzen Rücksicht genommen ist.

Um den hieraus entspringenden Übelständen für die Zukunft entgegen=
zutreten, bestimme ich hierdurch, daß in solchen Fällen von Ausschreibung resp.
Erteilung der Konzession zur betreffenden Neuanlage, die benachbarten Regierungen
resp. Oberpräsidien mit einander in Verbindung treten und, im Fall eine Ver=
einigung über die Zweckmäßigkeit der Anlage nicht zu erzielen ist, an mich zu
berichten haben.

Ew. Exzellenz ersuche ich ergebenst, hiernach bei vorkommender Gelegenheit
gefälligst verfahren, auch die Königl. Regierungen der dortigen Provinz mit ent=
sprechender Anweisung versehen zu wollen.

R.G.O. v. 21. Juni 1869 (R.G.Bl. S. 177).

§ 6. Das gegenwärtige Gesetz findet keine Anwendung auf die Errichtung
und Verlegung von Apotheken.

**Rund=Erlaß betreffend rechtzeitige Erteilung von Konzessionen zu
Apothekenneuanlagen, vom 10. Febr. 1892.**

Die Vermehrung der Apotheken hat in der Mehrzahl der Regierungsbezirke
während der letztverflossenen 20 Jahre, wie die in . . . . . Abdrücken anliegende
Nachweisung ersehen läßt, mit der Zunahme der Bevölkerung und dem anerkannt
erhöhten Wohlstande nicht gleichen Schritt gehalten. Ein derartiges Zurückhalten
mit der Errichtung neuer Apotheken liegt weder im staatlichen, noch im Interesse
des Apothekerstandes, gereicht vielmehr lediglich den zur Zeit im Besitz befindlichen
Apothekern zum Vorteil und fördert den sogenannten Apothekenschacher. Bei fast
jedem Apotheken=Verkauf werden höhere als die vorher gezahlten Preise erzielt,
zum Teil aus dem Grunde, weil der Käufer voraussetzt, daß die bei Zunahme
der Bevölkerung eintretende Vergrößerung des Kundenkreises nach dem bisherigen
Gange der Dinge behördlicherseits durch eine Neuanlage nicht eingeschränkt werden
wird. Die Preise der Apotheken haben infolge dieser Umstände aller Orten eine
außerordentliche Höhe erreicht, da bei der großen Anzahl nicht besitzender Apotheker
von Wohlhabenden jede Forderung der Besitzenden oft anstandslos erfüllt wird,
um zur Selbständigkeit zu gelangen. Durch die hohen Kaufpreise ist die Zinsenlast
meistens derartig gewachsen, daß viele Apotheker kaum noch das tägliche Leben aus
den Geschäftseinkünften bestreiten können und behufs Erhöhung der Einnahmen
zu allerlei Manipulationen ihre Zuflucht nehmen, welche der öffentlichen Gesund=
heitspflege nicht zum Nutzen gereichen; ich führe beispielsweise nur den Handel
mit Geheimmitteln an. Daß nicht selten kostspielige Gefäße statt der billigeren
verabfolgt werden, um den Jahresumsatz zu erhöhen, ist bekannt. Es ist aber
auch nicht ausgeschlossen, daß der dürftig gestellte Apotheker nicht immer die besten
und deshalb teuersten Arzneimittel vorrätig hält, wie die Ergebnisse der dreijährigen
Revisionen hier und dort gezeigt haben.

So werden die Arzneibedürftigen benachteiligt, jungen Apothekern wird die
Erreichung der Selbständigkeit erschwert, das geschäftliche Verfahren einzelner Apo=
theker setzt den Apothekerstand in den Augen der Bevölkerung herab und führt
letztere den dauernd sich vermehrenden Drogenhandlungen zu.

Um jenen stetig zunehmenden Übelständen wirksamer zu begegnen, erscheint eine dauernde gleichmäßige Vermehrung der Apotheken nach dem Beispiele von Berlin, Schleswig, Liegnitz, Oppeln u. a. am Platze. Ew. Exzellenz ersuche ich ganz ergebenst, die nachgeordneten Behörden unter Hinweis auf den diesseitigen Erlaß vom 25. Sept. 1866 (Min.-Bl. für die innere Verw. S. 194), welche bereits eine stärkere Vermehrung der Apotheken ohne zu große Rücksichtnahme auf die im Besitz befindlichen Apotheken empfohlen hat, dahin zu verständigen, daß die Errichtung neuer Apotheken überall in ernsteste Erwägung zu ziehen und zur Ausführung zu bringen ist, falls es das Bedürfnis der Bevölkerung, das medizinalpolizeiliche Interesse z. B. bei Vermehrung der Drogenhandlungen, schnellem Besitzwechsel in einzelnen Apotheken mit immer steigenden Verkaufspreisen, oder sonst das öffentliche Interesse fordert. Inbezug auf das Bedürfnis der Bevölkerung bemerke ich noch, daß die von einzelnen Ortsbehörden besonders aber von besitzenden Apothekern beliebte und oft zur Geltung gebrachte Anschauung, daß dem Bedürfnis durch ein großes Geschäft mit vielem Hilfspersonal vollkommen genügt sei, und daß Klagen über die Geschäftsführung des oder der vorhandenen Apotheken bisher nicht laut geworden seien, von medizinalpolizeilichem Standpunkte als unzutreffend zu bezeichnen ist.

Vom staatswirtschaftlichen Gesichtspunkte kommt es nicht darauf an, möglichst umfangreiche Arzneibezugsquellen, sondern eine möglichst große Zahl lebensfähiger Arzneiversorgungsstellen zu schaffen. Sache der den Herren Regierungs-Präsidenten beigegebenen Regierungs-Medizinalräte ist es, die einschlagenden Verhältnisse jeder Zeit im Auge zu haben und rechtzeitig die Anlage neuer Apotheken in Anregung zu bringen. Nicht eine bestimmte Einwohnerzahl kann für eine Neuanlage als Norm aufgestellt werden; in wohlhabenden Gegenden, besonders in großen Städten mit starkem Verkehr reichen schon 6000, ja 5000 Seelen vollkommen hin, den Bestand einer Apotheke zu sichern, während in dünn bevölkerten und armen Bezirken die doppelte Seelenzahl dazu erforderlich ist. Für die Entscheidung der Frage müssen alle Verhältnisse in jedem einzelnen Falle eingehend erwogen werden. Nur wenn die Lebensfähigkeit einer bestehenden Apotheke durch die Neuanlage tatsächlich gefährdet wird, ist letztere aufzuschieben. Doch kann ich nicht umhin, besonders darauf ganz ergebenst aufmerksam zu machen, daß die Einwendungen der angeblich benachteiligten Apotheker mit größter Vorsicht zu behandeln sind; dieselben sind, wie die Erfahrung gelehrt hat, selten begründet und meistens auf nichts anderes als auf die Abwendung auch des kleinsten Nachteils gerichtet. Aus naheliegenden Grunden beruhen auch die gutachtlichen Berichte der örtlichen Behörden zuweilen auf irrtümlichen Anschauungen. Den Medizinalbeamten, als den berufenen Sachverständigen, liegt es ob, derartige Irrtümer aufzuklären und irrigen Angaben der Apothekenbesitzer zu begegnen.

Ew. Exzellenz ersuche ich ganz ergebenst, den Herren Regierungspräsidenten einen Abdruck der anliegenden Übersicht zugehen zu lassen, zur Vermeidung von Beunruhigungen der Beteiligten für Geheimhaltung dieses Erlasses Sorge zu tragen und im Laufe des Monats Januar über den Stand der Sache gefälligst zu berichten.

Überſicht

über die Verteilung der Apotheken in der Regierungs-Bezirken mit Berückſichtigung
der auf je eine Apotheke entfallenden Seelenzahl in den Jahren 1870 und 1891
auf Grund der Volkszählungen vom 1. Dez. 1867 und 1890.

Nummer	Regierungsbezirk	Zahl der Apotheken	Auf je 1 Apotheke kommen Einw. 1890	1870 entfielen nach den Ergebniſſen d. Zählung von 1867 auf je 1 Apotheke	1890 mehr als 1870	Verminderung d. Einwohnerzahl auf 1 Apotheke ſeit 1870	Zahl d. Apotheken 1870	Zunahme + Abnahme −
1	Königsberg	81	14465	12510	1955	—	85	+ 4
2	Gumbinnen	45	17475	17320	155	—	43	+ 2
3	Danzig	45	13094	12566	528	—	41	+ 4
4	Marienwerder	59	14376	14483	—	— 107	53	+ 6
5	Berlin	123	12839	14067	—	— 1228	54	+69
6	Potsdam	118	11904	10299	1605	—	95	+23
7	Frankfurt	95	11973	11335	638	—	90	+ 5
8	Stettin	59	12695	12747	—	— 52	53	+ 6
9	Cöslin	34	16581	15841	740	—	35	— 1
10	Stralſund	23	9061	9373	—	— 312	23	± 0
11	Poſen	80	14086	13700	386	—	72	+ 8
12	Bromberg	45	13891	14125	—	— 234	39	+ 6
13	Breslau	115	13906	13646	260	—	100	+15
14	Liegnitz	85	12319	13422	—	— 1103	73	+12
15	Oppeln	85	18557	20021	—	— 1464	62	+23
16	Magdeburg	86	12456	11095	1361	—	75	+11
17	Merſeburg	95	11321	9827	1494	—	88	+ 7
18	Erfurt	43	10071	9489	582	—	39	+ 6
19	Schleswig	117	10405	10443	—	— 38	94	+23
20	Hannover	58	9105	7147	1958	—	54	+ 4
21	Hildesheim	57	8355	7888	467	—	52	+ 5
22	Lüneburg	54	7776	7484	292	—	51	+ 3
23	Stade	49	6904	6151	753	—	49	± 0
24	Osnabrück	46	6519	5749	770	—	46	± 0
25	Aurich	38	5736	5385	351	—	36	+ 2
26	Münſter	71	7552	6862	690	—	64	+ 7
27	Minden	61	9013	8226	787	—	58	+ 3
28	Arnsberg	128	10481	8158	2323	—	97	+31
29	Caſſel	118	6108	6586	—	—	117	+ 1
30	Wiesbaden	92	9121	7339	1782	— 478	83	+ 9
31	Köln	77	10738	8521	2217	—	70	+ 7
32	Düſſeldorf	185	10665	8948	1717	—	139	+46
33	Koblenz	63	10057	9584	473	—	58	+ 5
34	Aachen	56	10081	9603	478	—	50	+ 6
35	Trier	55	12948	12864	84	—	45	+10
36	Sigmaringen	12	5512	6463	—	— 951	10	+ 2
		2653	11291					

Die Zahlen ſind dem 6. Bericht der Kommiſſion
für die Petitionen, Deutſch. Reichstag 1873 Nr. 72
S. 41 entnommen.

Rund=Erlaß, betreffend Erteilung von Apotheken=Konzessionen an frühere Apothekenbesitzer, welche ihre Apotheke veräußert haben, vom 2. Dez. 1893. (Min.=Bl. S. 261.)

Der Rund=Erlaß vom 13. Juli 1840, betreffend die Anlegung neuer Apotheken (Min.=Bl. f. d. inn. Verw. S. 310), bestimmt im Schlußsatz,

> „daß einem Apotheker, welcher bereits eine Apotheke besessen hat, die Konzession zur Anlegung einer neuen Apotheke nicht zu erteilen ist, wenn nicht besondere Umstände obwalten, durch welche eine hierunter zu machende Ausnahme gerechtfertigt erscheinen dürfte, in welchem Falle jedoch jedesmal die Genehmigung des Ministeriums dazu einzuholen ist."

Diese Bestimmung ist zur Vereinfachung des Verfahrens seit langer Zeit in der Weise gehandhabt worden, daß solche Apotheker um eine Konzession sich nur bewerben durften, nachdem sie die diesseitige Genehmigung dazu erhalten hatten.

Nach dem Wortlaute der Bestimmung ist aber nicht die Bewerbung, sondern die Erteilung der Konzession von meiner Genehmigung abhängig. Eure Exzellenz ersuche ich daher ganz ergebenst, in Zukunft Bewerbungen von Apothekern, welche bereits eine Apotheke besessen haben, nicht zurückzuweisen, sondern die Verhältnisse, welche den Betreffenden zur Veräußerung seiner Apotheke veranlaßt haben, sorgfältig zu prüfen und in Fällen, welche darnach zur Berücksichtigung geeignet erscheinen, behufs Entscheidung über die Zulässigkeit der Erteilung einer Konzession unter Beifügung der stattgehabten Ermittelungsverhandlungen an mich gefälligst eingehend zu berichten.

Ich mache dabei zugleich darauf ganz ergebenst aufmerksam, daß Bewerber, welche ihre Apotheke mit Gewinn verkauft oder bereits mehrere Apotheken besessen haben oder durch eigene Schuld zum Verkauf genötigt worden sind oder durch ihre sittliche Führung zu Bedenken Anlaß geben, sich nicht zur Berücksichtigung eignen.

Ew. Exzellenz wollen die Herren Regierungs=Präsidenten hierüber in geeigneter Weise gefälligst verständigen.

Rund=Erlaß, betreffend Verleihung von Apothekenkonzessionen an Apothekenbesitzer, welche auf die ihnen gehörige Apotheken=Gerechtigkeit Verzicht leisten, vom 17. Nov. 1893.

In neuerer Zeit haben wiederholt Apothekenbesitzer durch Vermittelung und unter Befürwortung der Provinzialbehörden bei mir die Genehmigung dazu nachgesucht, daß sie gegen Verzichtleistung auf die ihnen gehörige Apotheken=Gerechtigkeit sich um die Konzession zu einer Apotheken=Neuanlage bewerben dürfen.

Ich habe in solchen Fällen die Genehmigung erteilt, wenn der Gesuchsteller nach den angestellten Ermittelungen ein tüchtiger Apotheker war und auch sonst einer besonderen Berücksichtigung würdig erschien, außerdem aber in bindender Form sich verpflichtet hatte, die folgenden Bedingungen zu erfüllen:

1. Er darf die von ihm bis dahin betriebene Apotheke nicht freihändig verkaufen, muß vielmehr auf die Konzession oder Privilegium verzichten.

2. Die so frei werdende Apotheken-Gerechtigkeit ist in der bei Apotheken-Neuanlagen üblichen Weise auszuschreiben; dem neuen Konzessionar darf in analoger Anwendung der Allerhöchsten Ordre vom 18. März 1842 (Eulenberg, Med. Wesen S. 475) nur die Verpflichtung auferlegt werden, die Apotheken-Einrichtung und die bei der Geschäftsübernahme vorhandenen Warenbestände gegen einen, dem wahren zeitigen Wert entsprechenden Preise zu übernehmen, welcher event. durch Sachverständige festzusetzen ist; die Abschätzungskosten sind von dem Verkäufer und dem Käufer zu gleichen Teilen zu tragen.

3. Zur Übernahme des Apotheken-Grundstücks ist der Geschäfts-Nachfolger nicht verpflichtet; will er dasselbe jedoch erwerben, so wird darauf zu halten sein, daß es nicht zu einem höheren Preise, als sein jetziger Wert beträgt, in Rechnung gestellt werde.

4. Hinsichtlich der Verkäuflichkeit der nach Maßgabe der Ziffer 2 neu konzessionierten Apotheke greifen, sobald dieselbe nicht mehr im Besitze des ehemaligen Inhabers ist, die Bestimmungen des Allerhöchsten Erlasses vom 7. Juli 1886 — M. Nr. 5397 — Platz.

Diese Bedingungen zu 1—4 sind in die zu erlassenden Wettbewerb-Bekanntmachungen aufzunehmen.

5. Sobald der Inhaber der schon bestehenden Apotheke auf Grund der ihm eventuell zu erteilenden Genehmigung in den Besitz einer neuen Apotheken-Konzession gelangt ist, hat er dies dem bisher zuständigen Oberpräsidenten anzuzeigen, damit der Wettbewerb um die erledigte Apotheke ohne Säumen eingeleitet werden kann; letztere hat er so lange weiter zu führen, bis sein mit der Konzession versehener Nachfolger die Geschäfte übernommen hat.

Ich stelle ganz ergebenst anheim, hiernach in geeigneten Fällen meine Genehmigung zu beantragen und ersuche zugleich, mir nach Erfolg der Verleihung über den für die alte Apotheken-Einrichtung nebst Warenbestand vereinbarten oder nach Abschätzung gezahlten Preis gefälligst Mitteilung zu machen, damit hier die Höhe der Preise, sowie die Art der Abschätzung nach den einzelnen Provinzen vergleichsweise zusammengestellt werden können.

Rund-Erlaß über die Durchführung der Personalkonzession vom 12. Juli 1894.

Durch die Allerhöchste Ordre vom 30. Juni 1894, mitgeteilt durch meinen Erlaß vom 4. Juli 1894 — M. 6779 — ist zur Regelung des Apothekenwesens in Preußen ein neuer Weg eröffnet worden, durch dessen richtige Benutzung diese Frage ihrer Lösung allmählich näher geführt werden kann.

Um eine tunlichst gleichmäßige Behandlung der Sache im gesamten Staatsgebiete herbeizuführen, sehe ich mich veranlaßt, die leitenden Gesichtspunkte ganz ergebenst mitzuteilen.

Im Anschluß an den Erlaß vom 12. Febr. 1892 — M. 8424 —, betreffend die zeitgemäße Vermehrung der Apotheken, ersuche ich das Hauptaugenmerk darauf zu richten, daß die Vergrößerung der Idealwerte veräußerlicher Apotheken und die

Entstehung solcher Werte bei den nach Ablauf von 10 Jahren veräußerlichen An=
lagen (Erlaß vom 21. Juli 1886, Min.=Bl. f. d. i. V. S. 900) tunlichst ver=
hindert werde. Zu dem Zwecke werden in der Nähe solcher Apotheken unter
Wahrung der Lebensfähigkeit derselben Neuanlagen so rechtzeitig zu konzessionieren
sein, daß eine Erhöhung des zuletzt gezahlten Kaufpreises, sowie bei den für zehn
Jahren unveräußerlichen Anlagen die Erzielung eines hohen Idealwertes (Preis
für die Konzession) wenn möglich vermieden wird.

Ew. Exzellenz ersuche ich daher ganz ergebenst, die in Gemäßheit des § 3
der Königl. Verordnung vom 24. Okt. 1811 (GS. S. 359) zur Erörterung der
Vorfragen behufs Anlage neuer Apotheken berufenen Ortsbehörden einschließlich
der Kreisphysiker unter Mitteilung der Grundsätze des erwähnten Erlasses vom
10. Februar 1892 mit geeigneter Anweisung gefälligst versehen zu lassen.

Die Entwickelung des Geschäftsbetriebes solcher Apotheken dagegen, welche
auf Grund der Allerhöchsten Ordre vom 30. Juni d. J. konzessioniert worden sind,
wird, soweit es das Gemeinwohl und eine schnelle Versorgung des Publikums
mit Arznei zulassen, nicht zu beschränken, sondern bis zu gewissen Grenzen zu
fördern sein, da für solche Anlagen die Entstehung neuer Idealwerte ausgeschlossen ist.

Rund=Erlaß, betreffend dieselbe Angelegenheit, vom 5. Sept. 1894.
(Min.=Bl. S. 146.)

Im Anschluß an den Erlaß vom 5. Juli d. Js. — M. 6779 —, betreffend
die Einführung der Personalkonzession für Apothekengerechtigkeiten, weise ich zur
Beseitigung von Zweifeln, welche inzwischen in der Fachpresse laut geworden sind,
ganz ergebenst darauf hin, daß auch die von dem bisherigen Inhaber an den
Staat zurückgegebenen Gerechtigkeiten (Erlaß vom 17. Nov. 1893 — M. 10103 —
Ziffer 2 und 4) und solche Konzessionen, welche während der 10jährigen Unver=
käuflichkeit (Erlaß vom 21. Juli 1866 Min.=Bl. f. d. inn. Verw. S. 900) an den
Staat zurückfallen, in Gemäßheit der Allerhöchsten Ordre vom 30. Juni d. Js.
und des eingangs bezeichneten Erlasses zu behandeln sind.

Solche Apothekengerechtigkeiten sind daher jederzeit in der bei Apotheken=
neuanlagen üblichen Weise auszuschreiben und zu verleihen; dem neuen Kon=
zessionar darf in Anwendung der Allerhöchsten Ordre vom 8. März 1842 (GS.
S. 111) und des dazu ergangenen Erlasses vom 13. Aug. 1842 (Eulenberg Med.
Wesen S. 475) nur die Verpflichtung auferlegt werden, die Apothekeneinrichtung
und die bei der Geschäftsübernahme vorhandenen Warenbestände gegen einen dem
wahren zeitigen Wert entsprechenden Preis zu übernehmen, welcher event. durch
Sachverständige festzusetzen ist. Die Abschätzungskosten tragen Käufer und Ver=
käufer zu gleichen Teilen.

Zur Übernahme des Apothekengrundstückes ist der Geschäftsnachfolger nicht
verpflichtet; will er dasselbe jedoch erwerben, so ist behufs Vermeidung der Ent=
stehung neuer Idealwerte darauf zu halten, daß es nicht zu einem höheren Preise,
als sein zeitiger Wert beträgt, in Rechnung gestellt werde.

Bei der Verlegung von Apotheken (Erlaß v. 24. Febr. 1892 — M. 264 —) ist nach Maßgabe meines eingangs angezogenen Erlasses zu verfahren, wenn durch die Verlegung dem Inhaber der Gerechtigkeit finanzielle Vorteile erwachsen oder wenn durch die Verlegung die Errichtung einer neuen Apotheke verhindert oder verzögert wird.

Ew. Exzellenz ersuche ich ganz ergebenst, die Herren Regierungs=Präsidenten in entsprechender Weise gefälligst zu verständigen.

Es ist im hiesigen Regierungsbezirke während der letzten Jahre wiederholt vorgekommen, daß bei Apothekenverkäufen für die Verzichtleistung des Verkäufers auf die Apothekengerechtigkeit außerordentlich hohe Summen bezahlt sind und zwar, wie sich mehrfach herausgestellt hat, lediglich in der Annahme, daß das Absatzgebiet der betreffenden Apotheken keine Einschränkung durch eine Neukonzessionierung erfahren würde, eine Annahme, die sich nachträglich keineswegs immer als zu= treffend erwiesen hat. Bei den in jüngster Zeit erfolgten Neuanlagen von Apo= theken im diesseitigen Bezirke haben auch diejenigen Apothekenbesitzer, die sich da= durch in ihrem Geschäftsumsatze beeinträchtigt glaubten, fast ausnahmslos ihre Widersprüche damit begründet, daß sie ihre Apotheken erst vor kurzem zu einem sehr hohen Preise gekauft hätten und infolge dessen außer stande sein würden, ihre Familie standesgemäß zu erhalten und gleichzeitig den Verpflichtungen ihren Gläubigern gegenüber nachzukommen, wenn die beabsichtigte Neukonzessionierung zur Durchführung gelange.

Demgegenüber sehe ich mich veranlaßt, ausdrücklich darauf aufmerksam zu machen, daß bei der Neuanlage von Apotheken derartige Einwände der vorhan= denen Apothekenbesitzer nicht auf die von diesen etwa vorausgesetzte Berücksichtigung rechnen können. Es muß vielmehr den Apothekern überlassen bleiben, sich gegen spätere, ihnen durch Neukonzessionierungen möglicherweise erwachsende Einbuße dadurch zu sichern, daß sie gleich beim Kaufe einer Apotheke diesem Umstande ge= bührend Rechnung tragen und für die Verzichtleistung der Apothekengerechtigkeit nicht einen Preis bezahlen, der nach sorgfältiger Prüfung aller hier in Betracht kommenden Verhältnisse als ein zu hoher angesehen werden muß.

Vorstehendes bringe ich zur Kenntnis der Herren Landräte und Medizinal= beamten, sowie der Herren Apothekenbesitzer und Apothekenverwalter im Regie= rungsbezirke.

Minden, den 3. Januar 1895.

Der Regierungspräsident.

gez. v. Arnstedt.

Die Genehmigung von Zweig=Apotheken wurde durch Erlaß vom 4. Mai 1895 den Oberpräsidenten überlassen.

Um in der Bearbeitung der Apothekenangelegenheiten eine größere Dezen= tralisation der Geschäfte herbeizuführen, bestimme ich hierdurch folgendes:

I. Durch Runderlaß vom 11. Dez. 1894 (10359) habe ich es den ·Herren Oberpräsidenten überlassen, nach eignem pflichtmäßigen Ermessen darüber Entscheidung zu treffen, ob einem ehemaligen Apothekenbesitzer, falls er sich um eine Apothekenkonzession bewirbt, eine solche zu verleihen ist oder nicht.

Im Anschluß hieran ermächtige ich die Herrn Oberpräsidenten, künftighin auch darüber selbständig zu befinden, ob ein noch im Besitz einer Apotheke befindlicher Apotheker nach Verzichtleistung auf die Apothekengerechtigkeit zur Bewerbung um eine andere Apothekenkonzession zuzulassen ist oder nicht. Es werden hierbei die in den diesseitigen Runderlassen vom 17. Nov. 1893 (M. 10103) und 5. Sept. 1894 (M. 8386) dargelegten Grundsätze zu beachten sein.

II. Außerdem will ich es den Herren Oberpräsidenten überlassen, in Zukunft ihrerseits die Genehmigung zur Anlegung und Fortführung von Zweig-Apotheken, und zwar nach Maßgabe der diesseitigen Erlasse vom 7. Febr. 1848 und 29. Juni 1854 (Eulenberg, das Medizinalwesen in Preußen, S. 486/487), zu erteilen.

Ich mache hierbei zur gefälligen Beachtung zugleich darauf ganz ergebenst aufmerksam, daß die Genehmigung zur Anlegung oder Fortführung einer Zweig-Apotheke der bisherigen Praxis entsprechend immer nur auf 3 Jahre zu erteilen ist und daß, wie dies bereits durch Erlaß vom 18. April 1893 (M. 3684) angeordnet worden, die Zweig-Apotheke von dem Inhaber des Haupt-Geschäfts bei etwaiger späterer Abgabe des letzteren nicht mit verkauft oder in Anrechnung gebracht werden darf. Auch setze ich voraus, daß die Herren Oberpräsidenten ihr Augenmerk gefälligst darauf richten werden, daß die Umwandlung einer Zweig-Apotheke in eine selbständige Apotheke erfolgt, sobald nach Lage des einzelnen Falles und der dabei in Betracht kommenden Umstände der Zeitpunkt hierfür eingetreten ist.

Sollte ich in Einzelfällen zu I oder II um Berichterstattung ersucht haben, so bedarf es deren nicht weiter.

Ministerium der geistlichen, Unterrichts- und Medizinal-Angelegenheiten. M. Nr. 3189 II.

Berlin, den 7. September 1896.

Nachdem das vorläufige Ergebnis der Volkszählung vom 2. Dezember 1895 in der statistischen Korrespondenz vom 17. Februar und in einer Sondernummer vom 28. Februar d. J. veröffentlicht worden ist, habe ich eine Nachweisung über die Vermehrung der Apotheken in den einzelnen Provinzen seit dem Jahre 1890/91 unter Berücksichtigung der damaligen und jetzigen Bevölkerungsverhältnisse zusammenstellen lassen.

Aus den in der Anlage verzeichneten Ergebnissen ist ersichtlich, daß nur in einem Teile der Regierungsbezirke eine der Zunahme der Bevölkerung entsprechende Vermehrung der Apotheken stattgefunden hat, in der Mehrzahl aber die auf eine Apotheke entfallende Kundschaftszahl seit 1890/91 noch gewachsen ist.

Im Interesse des Publikums sowohl, sowie zur Förderung der Regelung des Apothekenwesens ist zu erstreben, daß die Vermehrung der Apotheken mit der Zunahme der Bevölkerung wenigstens einigermaßen gleichen Schritt halte. Nur eine rechtzeitige unter gewissenhafter Erwägung der in Betracht kommenden örtlichen und persönlichen Verhältnisse mit Umsicht und Gerechtigkeit herbeizuführende Vermehrung der Apotheken kann dazu beitragen, das arzneisuchende Publikum zur bequemeren Befriedigung seiner hierauf gerichteten Bedürfnisse in den Stand zu setzen und zugleich die vielfach sehr hohen Apothekenpreise angemessen herabzumindern, dadurch aber den aus jenen Preissteigerungen für die Apotheker selbst sich ergebenden Nachteilen, welche sich bereits zu zeigen beginnen, mit Erfolg entgegenzutreten. Dabei wird auf die bestehenden Apotheken billige Rücksicht zu nehmen sein.

Es handelt sich nicht darum, die bestehenden Apotheken in ihrem Nahrungsstande zu schädigen, sondern darum, ein übermäßiges und mit dem früheren Kundenkreise nicht mehr im richtigen Verhältnis stehendes Anwachsen der Apothekenwerte nach Maßgabe des Bedürfnisses in verständiger Weise einzuschränken und namentlich für eine der Bevölkerungszunahme entsprechende Vermehrung der Arzneikaufsstätten dergestalt Sorge zu tragen, daß sowohl die alten Apotheken bestehen können, als auch die neuen der Zunahme des arzneibedürftigen Publikums entsprechen. Neue Apotheken werden in Aussicht zu nehmen sein, wenn inzwischen eine bedeutende Vermehrung der zugehörigen Bevölkerung stattgefunden hat, und wenn auch die örtliche Verteilung der Bevölkerungszunahme auf die Begründung neuer Arzneiverkaufsstätten hinweist, ohne daß dadurch der Nahrungsstand der vorhandenen Apotheken in rücksichtsloser Weise erheblich beeinträchtigt wird.

Ew. Exzellenz ersuche ich mit Bezug auf den Erlaß vom 10. Februar 1892 (M. 8424) ganz ergebenst, den Herren Regierungspräsidenten und durch diese den beteiligten Kreis- und Stadtbehörden, desgleichen den Medizinalbeamten von dem Inhalt des gegenwärtigen Erlasses in geeigneter Weise gefälligst Kenntnis zu geben und ihre Mitwirkung zur Ausführung desselben in Anspruch zu nehmen.

gez. Bosse.

Erlaß des Regierungs-Präsidenten zu Arnsberg vom
21. Oktober 1896.

Eine erneuete Vergleichung der Zunahme der Bevölkerung und der seit 1890/91 stattgehabten Vermehrung der Apotheken hat ergeben, daß in der Mehrzahl die auf eine Apotheke entfallende Kundschaftszahl seit 1890/91 noch gewachsen ist.

Unter Bezugnahme auf meine Rundverfügung vom 10. März 1892 S. J. 164 bemerke ich, daß es zum Vorteile des Publikums sowohl als auch zur Förderung des Apothekenwesens dient, wenn die Zahl der Apotheken mit der Zunahme der Bevölkerung wenigstens einigermaßen gleichen Schritt hält.

Nur eine rechtzeitige unter gewissenhafter Erwägung der in Betracht kommenden örtlichen und persönlichen Verhältnisse mit Umsicht und Gerechtigkeit herbeizuführende Vermehrung der Apotheken kann dazu beitragen, das arzeneisuchende Publikum zur leichteren Befriedigung seiner Bedürfnisse in Stand zu setzen und zugleich die vielfach sehr hohen Apothekenpreise angemessen herabzumindern. Es liegt auf der Hand, daß aus den ungesunden Preissteigerungen sich für die Apotheker selbst schwere Nachteile ergeben.

Es wird Sache der Behörden sein, dafür zu sorgen, daß sowohl die alten Apotheken bestehen können, als auch die neuen der Zunahme des arzneibedürftigen Publikums entsprechen. Neue Apotheken werden in Aussicht zu nehmen sein, wo inzwischen eine bedeutende Vermehrung der zugehörigen Bevölkerung stattgefunden hat und auch die örtliche Verteilung des Bevölkerungszuwachses auf die Begründung neuer Arzneiverkaufsstätten hinweist.

gez. Winzer.

Der Minister der geistlichen, Unterrichts= und Medizinal=
Angelegenheiten. M. Nr. 6885.

Berlin, den 6. Januar 1898.

Unter den in dem Runderlaß vom 13. Juli 1840 — Min.Bl. f. d. inn. Verw. S. 310 — zusammengestellten, für die Erteilung einer Apotheken=Konzession maßgebenden Gesichtspunkten ist unter Nr. 3 auch die kürzere oder längere Zeit, welche der Erwerber nach erfolgter Approbation ununterbrochen dem Apotheker= geschäft gewidmet hat, aufgeführt. Dieser in jedem Einzelfalle in Berücksichtigung zu ziehenden Zeit ist für die Zukunft in sinngemäßer Anwendung der Bestim= mungen des Allerhöchsten Erlasses vom 14. Dezember 1891 — Min.Bl. f. d. inn. Verw. von 1892 S. 80 — die Zeit des aktiven Militärdienstes, auch wenn derselbe vor der Approbation mit der Waffe abgeleistet wurde, insoweit hinzu= zurechnen, als im Einzelfalle infolge der Erfüllung der Dienstpflicht die Approba= tion als Apotheker später erlangt ist.

gez. Bosse.

An die Herren Oberpräsidenten (ausschließlich desjenigen in Koblenz), die Herren Regierungs=Präsidenten und den Herrn Polizei=Präsidenten in Berlin.

IV.

Umsatzbogen Nr. 1.

Formulare.

Sitz und Name der Apotheke		
Priv. Conc. d. d.		
Zahl der Verkäufe		
Datum des letzten Verkaufs		
Heirat (H), Erbgang (E)		
Einnahmen:		
Steuern		
Einkommen aus Grundvermögen . . .		
„ „ Gewerbe		
Zahlte Ergänzungssteuer		
Kassen: Erhielt aus der Knappschaft . .		
fiskal. oder komm. Kasse . . .		
andere Kassen		
insgesamt von Kassen		
Sonstige Einnahme		
Sa. des Umsatzes		
Ausgaben:		
Steuerliche Schuldenzinsen		
Zinsen für		
Wohnung		
Einrichtung		
Erlaubnis		
Sa. für Wohnung, Einr. und Erl. . .		
Warenkonto		
Gehälter		
Gas, Wasser, Heizung und Beleuchtung .		
Sonstige Ausgabe		
Sa. der Ausgaben		
Reingewinn:		
Überschuß absol.		
⁰/₀ der verschuldeten		
der unverschuldeten Ap.		
Arzneikonsum:		
Seelenzahl		
Arzneikonsum pro Kopf und Jahr . .		

Umsatzbogen Nr. 2.

Kreis _____________ Ortschaft _____________ Apotheke zum _____________

(Filial-Apotheke der Apotheke
zu _____________).

1. Konzession (Privileg) d. d.?

2. Zahl der Besitzwechsel seit der
   Gründung.

3. Name des Besitzers und
   Datum der Übertragung?

4. Letzter Kaufpreis?
   für das Grundstück
   „ die Erlaubnis
   „ „ Einrichtung.

	000	000	000	000	000
Sa.					

5. Zahl des Personales:
   Lehrlinge
   nicht approbierte Gehilfen
   approbierte Gehilfen
   aushilfsweise beschäftigte Personen

	1900	1901	1902	1903	1904	1905	1906	1907	1908	1909
Sa.										

6. Einkommensteuer des jetzigen
   Besitzers aus dem Apothekengewerbe nach der letzten Ver-
   anlagung?

7. Zahl der zur Apotheke zu
   rechnenden Einwohner excl.
   Militär nach Ortschaften, Alter
   und Versicherungspflicht (in
   nebenvermerkter Form zu
   trennen)?

aus den Ortschaften	Entfernung (km von der Apotheke)	der Krankenversicherung unterworfen im Alter				nicht der gesetzlichen Krankenversicherung unterworfen				Sa.			
		0—14	14—50	über 50	Sa.	0—14	14—50	über 50	Sa.	0—14	14—50	über 50	Sa.
1.													
2.													
3.													
4.													

	aus der Ortschaft.	Sa.	pro Kopf.

8. Summe der im Apotheken=bezirk gezahlten Steuern.

9. Welche besonderen örtlichen Verkehrsverhältnisse sind geeignet, den Umsatz der Apotheke zu erhöhen? Hotels, Bahnhöfe, Eisenbahn, Pferdebahn. Öffentliche Gebäude mit starker Frequenz. Krankenhäuser ohne Dispensieranstalt daselbst?

10. Zahl der konkurrierenden Geschäfte:

A. Apotheken
im Reg.=Bezirk .... (Lage ....) die nächsten A sind hier anzugeben.
außerhalb desselben .... (Lage ....)

B. Drogenhandlungen im Reg.=Bez. .... außerhalb desselben
.... Sa. ....

C. Dispensieranstalten von Krankenhäusern: Zahl und Name: Zahl der Betten ....

D. Zahl der Tierärzte .... davon selbstdispensierend?
E. Zahl der Zahnärzte .... davon selbstdispensierend?
F. Zahl der Ärzte .... davon selbstdispensierend?
G. Zahl der Kassen .... davon mit Arzneiniederlagen ....
mit insgesamt Mitgliedern?

H. Zahl der Hebammen ....
J. Zahl der Heilgehilfen ....

11. Erhielt im Jahre	von				
	Knapp=schaft	Kranken=kasse	Kom=munen	Fiskal=kassen	

12. Notwendige Ausgaben eines Apothekers im betreffenden Orte.	Miets=preis	Lebensunter=haltung für Familie mit 5 Köpfen	Notwendige Lebens=versicherung	Schulden=zinsen	Geschäfts=schulden

Bewerberliste Nr. 1.

Nr. .... des Bewerberverzeichnisses.

Betrifft
den Apotheker ....
aus ....

	Datum der Approbation	....		
	Dienstzeit	Jahre	Monate	Tage
Ab die nachstehend berechnete ab- zuziehende Zeit		„	„	„
Also zu berücksichtigende Dienstzeit		Jahre	Monate	Tage.

Davon gehen ab, weil außerhalb des
Faches verbracht oder nicht nachgewiesen:

1. vom	.... also	Jahre	Monate	Tage	Seite ..	der Anlage	
2. „	.... „	„	„	„	„	„	„
3. „	.... „	„	„	„	„	„	„
4. „	.... „	„	„	„	„	„	„
5. „	.... „	„	„	„	„	„	„
6. „	.... „	„	„	„	„	„	„
7. „	.... „	„	„	„	„	„	„
8. „	.... „	„	„	„	„	„	„
9. „	.... „	„	„	„	„	„	„
10. „	.... „	„	„	„	„	„	„

Bewerberliste Nr. 2.

Nr.	Name der Bewerber	Geburtsort	Wohnort	Alter (Geburtsjahr), Konfession	Ort und Datum der Approbation	Zensur	Führung und Applikation des Bewerbers während seiner Lehr- und Servier-Jahre	Führung und Leitung nach empfangener Approbation. Ob der Bewerber sich ununterbrochen dem Apothekergeschäfte gewidmet hat. Übernahme anderweiter Geschäfte pp.	Zeit außerhalb des Faches verbracht	Dienstalter	Nachweis der erforderlichen Mittel zur Errichtung und zum Betriebe des Geschäftes	Besondere Verhältnisse, welche zu Gunsten des Bewerbers sprechen	Sonstige Bemerkung

Die Preussischen Apothekengesetze mit Einschluss der reichsgesetzlichen Bestimmungen über den Betrieb des Apothekergewerbes. Mit Erläuterungen. Von **Dr. H. Böttger.** Zweite neubearbeitete und vervollständigte Auflage.   In Leinwand gebunden Preis M. 7,—.

Die reichsgesetzlichen Bestimmungen über den Verkehr mit Arzneimitteln ausserhalb der Apotheken (Kaiserliche Verordnung vom 22. Oktober 1901). Nebst einem Anhange, enthaltend die Vorschriften über den Handel mit Giften und über die Abgabe starkwirkender Arzneimittel in den Apotheken. Unter Benutzung der Entscheidungen der deutschen Gerichtshöfe erläutert von **Dr. H. Böttger,** Redakteur der Pharmaceutischen Zeitung. Vierte vermehrte Auflage.
Kartonirt Preis M. 3,60.

Giftverkauf-Buch für Apotheker und Drogisten. Enthaltend die vom Bundesrath erlassenen Vorschriften über den Handel mit Giften und die seitens der Einzelstaaten dazu herausgegebenen Einführungsverordnungen nebst dem vorschriftmässigen Formular zum Eintragen der verkauften Gifte. Zusammengestellt und mit kurzen Erläuterungen versehen von **Dr. H. Böttger.** Zweite Auflage. Zweiter, die bis Mitte 1898 erlassenen Vorschriften berücksichtigender Abdruck. Geb. Preis M. 3,—.

Daraus besonders: **Vorschriften über den Handel mit Giften** und die seitens der Einzelstaaten dazu beigegebenen Einführungsverordnungen. Zusammengestellt und mit kurzen Erläuterungen versehen. Zweite Auflage.   Preis 60 Pf.

Der Gift- und Farbwaaren-Handel. Gesetz- und Waarenkunde für den Gebrauch in Drogen- und Materialwaarenhandlungen sowie in Versandtgeschäften und chemischen Fabriken. Bearbeitet von **Arnold Baumann.**   Kartonirt Preis M. 2,—.

Grundlagen für den Nachweis von Giftstoffen bei gerichtlich-chemischen Untersuchungen. Für Chemiker, Pharmaceuten und Mediciner bearbeitet von **Dr. Carl Kippenberger,** Professor der Chemie, Director des chemischen und des toxikologischen Laboratoriums der medicinisch-pharmaceutischen Landeshochschule in Kairo. Mit in den Text gedruckten Figuren.   In Leinwand gebunden Preis M. 6,—.

Die Preussische Apotheken-Betriebsordnung und die Anweisung für die amtliche Besichtigung der Apotheken. Vom 18. Februar 1902. Nebst ergänzenden Verordnungen und gerichtlichen Entscheidungen.   50 Pf.

Die Aufbewahrung und Signirung der gebräuchlichen Arzneimittel.   40 Pf.

Auszug aus dem Arzneibuch für das Deutsche Reich Ed. IV, enthaltend die Bereitungsangaben der chemischen und pharmaceutischen Präparate. Nebst 2 Tabellen.   50 Pf.

Auszug aus der Preussischen Arzneitaxe. Ein Blatt zum Aufkleben. (Erscheint alljährlich seit 1879.)   25 Pf.

— Ergänzungstaxe dazu.   Preis 20 Pf.

Belehrung über die Gefahren im Verkehr mit giftigen Ungeziefermitteln. 100 St. 50 Pf.

Erlaubnissschein zum Erwerb von Gift.
50 Exemplare 50 Pf.; 100 Exemplare 80 Pf.; 500 Exemplare M. 3,50.

Formular zum Bericht über die Revision von Drogenhandlungen. 1—5 Exempl. je 10 Pf. 6—20 Exemplare je 8 Pf.; 21 und mehr Exemplare je 5 Pf., einschliesslich Porto.

Fragebogen für den An- und Verkauf von Apotheken. 1—24 Exempl. je 5 Pf.; 25—49 Exempl. je 4 Pf.; 50 und mehr Exempl. je 3 Pf., einschliesslich Porto.

Giftschein.   50 Exempl. 50 Pf.; 100 Exempl. 80 Pf.; 500 Exempl. M. 3,50.

Höchstgaben-Verzeichniss. (Höchstgaben der officinellen und nicht officinellen Arzneimittel für erwachsene und unerwachsene Menschen, sowie Höchstgaben der Arzneimittel für Thiere.) Ein Blatt in gr. Folio.   30 Pf.

Verordnung betreffend den Verkehr mit Arzneimitteln. Vom 22. Oktober 1901. 25 Pf.

Vorschriften, betreffend die Abgabe starkwirkender Arzneimittel, sowie die Beschaffenheit und Bezeichnung der Arzneigläser und Standgefässe in den Apotheken.   20 Pf.

Vorschriften für die steuerfreie Verwendung von undenaturirtem Branntwein zu Heil-, wissenschaftlichen und gewerblichen Zwecken.   25 Pf.

Zu beziehen durch jede Buchhandlung.